日本名醫問診系列

U0095836

頻尿

完全控制的最新療法

攝護腺、
尿失禁、
骨盆底
功能障礙

日文版監修—高橋悟（日本大學醫學部教授）

推薦序

推薦序 一本防治泌尿道疾病的最佳指南 張孟霖 10

前　言 日本泌尿科名醫，教你從此告別噓噓的煩惱 14

第1章
面對誰都可能遭遇的排尿困擾，有效解決不求人

01　「排尿困擾」是老化現象？ 18

02　擾人清夢的「夜間頻尿」是怎麼來的？ 22

03　女性的尿失禁多屬於「腹壓性尿失禁」
　　和「迫切性尿失禁」 24

04　漏尿的類型隨著年紀而改變？ 28

05　無法將尿液蓄滿的「膀胱過動症」
　　有哪些症狀？ 30

06　八成的膀胱過動症屬於原因不明的
　　「非神經性因素」 32

07　尿道括約肌功能失靈也可能鎖不住膀胱 36

08　哪些藥物可以治療膀胱過動症？　40

09　男性的「滲尿尾」可用「擠壓法」
　　對症的處理　42

10　「攝護腺肥大」是男性排尿困擾的因素之一　46

11　透過「凱格爾運動」，自行解決排尿困擾　48

12　「膀胱訓練」增加蓄尿量　52

第2章
改善半夜裡擾人清夢的頻尿困擾

01　八成的 60 歲世代因夜間頻尿睡不安枕，
　　但，老化卻不是主因？！　56

02　夜間頻尿的三大原因：
　　夜間多尿、蓄尿障礙、睡眠障礙　60

03　一日 3 分之 1 以上的尿液都在半夜排出，
　　就是「夜間多尿」　62

04　膀胱未能充分蓄尿、睡眠淺
　　都可能引發夜間頻尿　66

05　自行揪出「夜間頻尿」的始作俑者　68

06　為什麼計算「夜間尿量」應該把第 2 天早晨的
　　第 1 泡尿也算進去？　70

07　傍晚腿腳水腫是夜間多尿的徵兆？　72

08　有效預防夜間多尿的散步運動與穿著彈性襪　74

09　夜間多尿引發的夜間頻尿，
　　是否有藥物可用？　80

10　攝護腺肥大與膀胱過動，
　　是引發蓄尿障礙的主因　82

11　治療蓄尿障礙的藥物對夜間頻尿也有效？　84

12　治療潛藏在睡眠障礙背後的疾病，
　　也能同時改善夜間頻尿？　86

13　水分攝取過量的人應少喝一點水？　88

14　鹽分攝取過量也會令人夜間多尿？　92

第 3 章
令男性坐立難安的攝護腺肥大有解方？

01　男人才有的「攝護腺」，
　　究竟是什麼樣的器官？　96

02　攝護腺肥大是男性荷爾蒙減少的緣故？　98

03　攝護腺肥大症也會引發 PSA 指數上升嗎？　100

04　如何自診攝護腺肥大症？　102

05　常見加重攝護腺肥大病情惡化的三種狀況　106

06　攝護腺肥大症有哪些治療藥物可以使用？　108

07　攝護腺肥大何時該接受手術治療？
　　有哪些手術選項？　112

08　排尿困擾有可能是來自攝護腺癌的惡化發展　116

09　攝護腺癌的早期發現首推 PSA 檢查　118

10　診間的「穿刺檢查」和「直腸指診」
　　是什麼樣的檢查呢？　120

11 攝護腺癌的「觀察療法」形同放棄治療？ 124

12 如今的攝護腺癌外科手術
    以機械手臂支援為主流 126

第 4 章
女性鍛鍊骨盆底肌改善噓噓的煩惱！

01 又是頻尿又是漏尿……
    為何女性的排尿問題特別多？ 132

02 更年期女性荷爾蒙減少，帶來排尿困擾？ 134

03 GSM 是發生在更年期的尿路及性器官症狀 136

04 鍛鍊骨盆底肌群，
    不分時間、地點、體位皆可實行 138

05 鍛鍊未見預期功效，
    請拿出毛巾再試一遍！ 140

06 私密部位的保濕護理發揮作用 146

07 將「叩擊腳跟」納入骨盆底肌訓練的一環！ 150

08 漏尿、骨盆臟器脫垂，
何時應該醫療介入？ 152

09 腹壓性尿失禁有藥物、電磁刺激、
雷射治療可供選擇 154

10 漏尿外科手術 TVT、TOT、迷你懸吊帶術 156

11 迫切性尿失禁若無法用藥物改善，
可注射肉毒桿菌素 160

12 骨盆臟器脫垂的「子宮托療法」 162

13 間質性膀胱炎和膀胱疼痛症候群該如何治療？ 164

第 5 章
排尿問題背後可能隱藏的疾病

01 尿液的顏色、泡沫、氣味、混濁說明哪些問題？ 168

02 血尿疑似癌病變，混濁尿疑似尿路感染的徵兆 170

03　尿液散發甜香味可能是糖尿病？　172

04　常見泌尿相關疾病「尿路結石」
　　與「尿路感染」　174

05　男性要注意攝護腺炎與尿道炎，
　　女性要注意腎盂腎炎和膀胱炎　176

06　腎臟功能低下會引起哪些疾病？　180

07　尿酸過高可能引發「痛風」，
　　但是尿酸過低也不行　182

08　盛行率越來越高的
　　「腎臟癌」、「膀胱癌」很可怕？　184

09　守護腎臟不宜吃太鹹，
　　也要避免過度攝取蛋白質　188

10　運動、體操改善排尿困擾，
　　必要時使用漏尿護墊　190

一本防治泌尿道疾病的最佳指南

張孟霖

當我們談論人體時，常常會將其比作一台精密的機器。無論平時多麼注意保養，隨著時間的推移，機器終究會顯現出一些小故障，人體亦不例外。隨著年齡的增長，我們的身體不再像年輕時那般強健，這是每個人無法避免的自然過程，且許多與老年相關的疾病也會在此時悄然浮現。

排尿功能是人體天生具備的基本能力，它不需要學習或訓練，隨著身體的新陳代謝運作，產生的代謝物質便通過排泄系統排出體外。液態的代謝物主要通過泌尿系統來排出。因此，若排尿功能出現障礙，不僅會對日常生活造成困擾，影響生活品質，嚴重時，還可能引發體內失衡，導致代謝物無法排出，進而造成液體滯留或尿毒症等問題。

多數排尿問題，不需依賴藥物或手術治療

排尿異常的根本原因，許多時候來自於自然的老化過程。隨著年齡增長，身體的各項功能逐漸退化，體

力和耐力不再如昔日那般強勁，這是普遍的認知，也是大多數人可以接受的現實。然而，老化並非僅僅體現在外貌或體力上，排尿功能的退化也隨之而來。儘管如此，許多人對於排尿功能仍然懷抱著「一切如常，應該順暢無阻」的期望，並且習慣性地以過去的方式來運作泌尿系統。這樣的心態往往會導致許多不必要的困擾。

值得注意的是，很多排尿問題雖然帶來困擾，但並不需要依賴藥物或手術治療。大多數困擾的根源，往往是來自於對排尿系統運作的誤解，以及對老化過程中功能變化的忽視。很多人並不清楚，隨著年齡增長，排尿功能的變化是如何影響日常生活的，更不知該如何調整自己的生活方式以適應這些變化，從而減少由老化帶來的不便。

調整生活習慣，可以改善排尿功能

因此，在平日看診，當我面對因排尿異常而前來求診的病人時，我的首要任務是向他們解釋排尿的生理過程，並幫助他們理解老化如何影響這一過程。如果病人能夠接受，我也會指導他們如何通過調整生活習慣來改善排尿功能，並盡量減少藥物的依賴，從而達到維持良好排尿功能的目標。

由於在診間時間有限，儘管我會盡可能詳細地解釋這些內容，但每位病人能夠理解和吸收的程度常常不盡相同。因此，這本書便成為一個極其珍貴的資源。它是日本多位資深泌尿科醫師多年行醫經驗的結晶，書中系統性地整理了在診療過程中常常向病人傳達的知識，並詳細闡述了排尿功能的運作原理以及隨著老化帶來的變化。

本書不僅幫助讀者在家中以自己的步調學習這些知識，還能讓他們更好地理解自身的排尿狀況，並有效地適應老化所帶來的生理變化。這樣的科普書籍，對大眾尤其是對年長者而言，無疑是一個難能可貴的學習資源。因此，我衷心推薦給每一位希望了解並改善自己排尿功能的人，本書必能為您提供豐富的知識和實用的建議。

輔仁大學附設醫院泌尿科主任
輔仁大學附設醫院機器人手臂微創手術中心主任
輔仁大學附設醫院智慧醫療中心主任

日本泌尿科名醫，
教你從此告別噓噓的煩惱

「上班時總覺得尿急，讓我萬般煎熬。」「半夜屢屢被尿意吵醒，害我睡不安穩。」「動不動尿急找廁所，想到出門就害怕。」……

小解的相關困擾是每個人極其切身的問題。然而，儘管多數人都可能面臨如此窘境，卻因為極具私密性，難以輕易對外啟齒，即使深感折磨，也往往不願直接上醫院求助，以為「別人都沒事，只有自己『很奇怪』」，擔心說出來會被人笑話。

事實上，從日本排尿機能學會對 40 歲以上國民進行的問卷調查可知 *，日本每 2 人中就有 1 人白天小解 8 次以上（頻尿），而每 3 人中就有 2 人半夜起床小解 1 次以上（夜間頻尿）。

---

* 台灣尿失禁防治協會 2024 年公布的「40 歲以上國人泌尿健康大調查」指出，最常見的泌尿問題包括：夜尿（28%）、漏尿（27%）、頻尿（18%）、急尿（10%）、膀胱過動症（8%）。

大家有所不知的是，許多排尿相關問題，只要透過簡單的自我管理，像是隨時隨地的小小運動、調整飲食和水分攝取的習慣等，就能夠有效改善。

　　本書由泌尿科醫師共同審訂，為讀者剖析泌尿相關問題的起因、如何自行解決症狀，乃至求醫治療時的用藥和醫療須知。

　　臨床上，許多人都可以透過自我調理和藥物治療等，解決排尿相關困擾。當他們因此脫離漏尿、頻尿的苦海，往往悔不當初地表示：「早知道這樣做就能夠解決問題，我也不必白白忍受那麼多痛苦不便。」

　　所以在遭遇泌尿問題時，務必求助醫療專業，請醫師就患者本人的症狀和原因，給予自我調理以及照護的衛教指導。近來，泌尿科用藥和治療方式的選項更加多樣化，患者可望獲得更滿意的治療成效，不啻為民眾的醫療之福。

　　期盼為讀者的泌尿系統保健貢獻棉薄之力，是參與本書的醫師群共同的心願。書中提供的專業內容可做為讀者就醫時，與醫師討論病情及治療計畫的溝通工具，同時協助患者提升自我照護的效率。

第 1 章

面對誰都可能遭遇的排尿困擾，有效解決不求人

高橋悟 教授

· 日本大學醫學部泌尿科 主任教授
· 日本大學醫學部附屬板橋病院 院長

「排尿困擾」是老化現象？

「一天多跑幾次廁所就是頻尿」？

「動不動就想跑廁所。」

「尿意總是來得又急又快，害我必須慌忙找洗手間。」

「常常一回神，發現自己漏尿了……」

「才剛小解完，竟然又滴出來，在褲子上留下尷尬的污漬。」

「睡到半夜經常被尿意吵醒……」

隨著年歲漸增，越來越多人經歷到類似上述「頻尿」、「漏尿」的排尿困擾。

日本排尿機能學會以 40 歲以上民眾為對象進行調查，得知日本國民每 2 人中就有 1 人白天小解 8 次以上，每 3 人中就有 2 人半夜小解 1 次以上。（日本排尿機能学会誌。2003；14（2）：266-277）

排尿引發的相關問題，是每個人切身的日常困擾，但因為極具私密性，往往難以對外啟齒，說到上醫院

就令人躊躇再三。不少人甚至認定,「該來的總會來,只要年紀到了,必然得面臨排尿問題,也只能束手認命!」

然而,「年紀大」充其量只是引發頻尿或漏尿的原因之一罷了,並不表示頻尿或漏尿就是單純的老化現象;事實上,它們絕對算得上是一種疾病。疾病需要治療,無論是針對症狀的自我調理,或是尋求醫治,只要做法正確,都可以獲得改善。

「頻尿」是排尿困擾裡的最大宗

膀胱老是拉警報,必須頻頻跑廁所的「頻尿」,或是膀胱完全不打招呼,無預警「就地解放」的「漏尿」(尿失禁)」,都是膀胱無法善盡蓄尿功能所引起,歸屬於「蓄尿症狀」。

雖然說頻尿和漏尿是兩種不一樣的症狀表現,卻都同屬於「膀胱蓄尿功能不良」,所以臨床上常見到引發「頻尿」和「漏尿」的原因重疊。事實上,很多漏尿的人都有頻尿困擾,所以治療起來也有共通之處。

醫學將「頻尿」定義為:從早晨起床到夜晚入睡前,解尿 8 次以上,就屬於「頻尿」;半夜起床小解 1 次以上,是為「夜間頻尿」。

前面提到日本排尿機能學會的調查結果,以此推估

日本 40 歲以上的白天頻尿人口，大約是 3300 萬人，夜間頻尿人口則約有 4500 萬人。比起其他排尿相關問題，「頻尿」可說是困擾最多人的難題。

排尿次數因人而異，頻尿的認定必須考慮本人的主觀感受

每天的排尿次數人人不同，倘若一個人白天跑廁所小解 8 次以上，半夜被尿意催醒，不得不中斷睡眠，但是本人並不以為意，基本上就無須多操心。只要本人不感到困擾或煩惱，確實沒必要刻意上醫院求診。

反過來說，儘管一整天小解不滿 8 次，但是本人深感不便，認定有頻尿困擾，那麼別猶豫，請立刻找醫師談談。

對許多人來說，當小解次數增多，像是白天 10 次以上，半夜 2 次以上，往往已經對日常生活構成實質困擾。因為跑廁所太頻繁，出門在外總得提心吊膽，隨時找地方小解；半夜睡得迷迷糊糊之際，還得經常起身上廁所，讓自己暴露在意外跌倒的風險之中。

說起來不過就是解尿的次數罷了，但它卻是忠實反映個人生活品質的計數器。

「頻尿」是男女共同的最大泌尿困擾

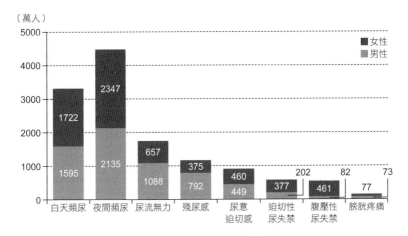

（萬人）

日本排尿機能學會以 40 歲以上男女為對象的調查結果。日間頻尿是指白天排尿 8 次以上，夜間頻尿則是半夜排尿 1 次以上。其他症狀為每星期發生 1 次以上。（出處：日本排尿機能学会誌。2003；14（2）：266-277.）

02

擾人清夢的「夜間頻尿」
是怎麼來的？

根據日本排尿機能學會在 2002 年的調查結果（參照第 21 頁），所有排尿問題當中，最多人感到困擾的是「夜間頻尿」，也就是半夜起身小解 1 次以上。研究人員推估日本夜間頻尿人口，竟高達 4500 萬人左右。

夜間頻尿次數會隨著年紀大而增多，以上述調查為例，40 歲世代大約四成、50 歲世代大約六成、60 歲世代大約八成有夜間頻尿症狀，70 歲世代則高達九成因為夜間頻尿不得安眠。

即使是健康的銀髮族，迎接 70 歲的古稀之年，半夜起床小解也是再普通不過的生理現象。只是，導致夜間頻尿的原因絕不僅是年紀大。夜間頻尿的主要原因有三。

原因之一，夜間尿量增加的「夜間多尿」；原因之二，膀胱無法妥善儲存尿液的「蓄尿障礙」；原因之三，淺眠導致頻頻醒來，就順便去解手的「睡眠障礙」。

白天並未頻尿，半夜卻尿意頻頻，原因不外乎夜間多尿或睡眠障礙，兩者和膀胱蓄尿功能不良的蓄尿障礙，性質有所不同。如果是蓄尿障礙，那麼白天多數也會出現頻尿症狀。

日夜都頻尿，原因可能出在「膀胱過動」

如果不只是半夜頻尿，白天也常跑廁所，那麼就要考慮「膀胱過動」的可能性。所謂膀胱過動，是指膀胱尚未蓄滿尿水，就提前感受到尿意。根據日本排尿機能學會的調查推測，日本膀胱過動人口目前約有1000萬人以上。

在排尿問題中，有「夜間頻尿」困擾的人口最多，說明了向來健康的人，一旦遭遇排尿困擾，多數是從夜間頻尿開始，本書將在第二章詳加解說「夜間頻尿」的基礎知識。

女性的尿失禁多屬於「腹壓性尿失禁」和「迫切性尿失禁」

漏尿（尿失禁）是指「不受本人意識控制，尿液自行滲漏而出的狀態」。

最常見的尿失禁類型是所謂的「機能性尿失禁」，幾乎都發生在罹患失智症等需要照護的病人身上。也就是說，這是一種排尿功能正常，但是大腦的認知功能或身體的運動功能發生問題，所導致的尿失禁。

一般人的尿失禁多數起因於右頁所列出的四大原因。其中的「腹壓性尿失禁」，患者只要腹部稍微出力，像是咳嗽、打噴嚏、大笑或提重物，尿液就不自覺滲漏。

「迫切性尿失禁」是指本人無法忍住尿意，膀胱不聽使喚，說解放就解放。「腹壓性尿失禁」和「迫切性尿失禁」合併發生的狀態，就是「混合性尿失禁」。

以上三種尿失禁類型，常見於停經後的 50 歲以上婦女。受尿失禁困擾的女性當中，平均每 10 人有 5 人是腹壓性尿失禁，三人屬於混合性尿失禁，二人是迫切

尿失禁的四大類型

腹壓性尿失禁 ⋯⋯⋯⋯	腹部一使勁，尿液便不自覺滲漏的狀態
迫切性尿失禁 ⋯⋯⋯⋯	無法忍住尿意，以至尿水滲漏的狀態
混合性尿失禁 ⋯⋯⋯⋯	合併腹壓性尿失禁與迫切性尿失禁的狀態
溢流性尿失禁 ⋯⋯⋯⋯	因為排尿障礙，尿水在無關尿意的狀態下溢流而出

性尿失禁。

換句話說，為漏尿所苦的女性之中，八成都有腹壓性尿失禁。

腹壓性尿失禁起因於骨盆底肌群鬆弛

腹壓性尿失禁最常發生在 40 歲以上、體型偏福泰、生產過 2 胎以上（胎兒經過產道出生的陰道分娩）的婦女。

導致女性腹壓性尿失禁的主要原因，有懷孕、生

產、女性荷爾蒙分泌減少等因素，致使托住膀胱、尿道的骨盆底肌群鬆弛，影響了控制尿道的尿道括約肌功能。

造成男性腹壓性尿失禁的原因，則僅見於「攝護腺癌」手術後遺症。

前面曾稍微提到迫切性尿失禁是「膀胱過動」的症狀之一。醫學上有所謂的「尿意迫切感」，是指「強烈到無法憋住的尿意」。感受到「尿意迫切感」之際，說時遲那時快，尿液隨即滲漏而出，這就是「迫切性尿失禁」。

「迫切性尿失禁」不分性別，都有隨著年歲增加而變多的傾向，不過女性仍然占多數。儘管膀胱過動症的發病率幾乎沒有男女的性別差異，但迫切性尿失禁人口依舊以女性為多，一般認為這是女性的尿道比男性短的緣故。

「溢流性尿失禁」是一般少見的類型

前面介紹的四種尿失禁類型當中，最後一種「溢流性尿失禁」屬於少見的型態。

所謂「溢流」，就是「滿溢出來的狀態」。患者因為排尿困難，膀胱儲存的殘尿變多，超出了膀胱的容納能力，導致溢流而滲漏出來。

常見於女性的「腹壓性尿失禁」和「迫切性尿失禁」

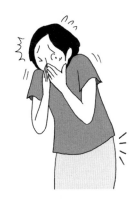

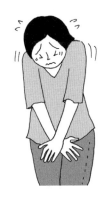

腹壓性尿失禁
打噴嚏、大笑或是提重物，
尿液便不自覺滲漏

迫切性尿失禁
突發難忍的強烈尿意，
尿水不受控地滲漏而出

「溢流性尿失禁」的患者，會感到若有似無的殘尿感，不使勁就無法排尿，排尿時尿液滴滴答答不暢快。

男性的「溢流性尿失禁」，多是起因於上年紀以後的「攝護腺肥大症」，女性則是因為骨盆裡的膀胱、子宮、直腸等臟器下垂造成「骨盆臟器脫垂」狀態，堵塞尿道、膀胱出口，導致尿液滯留在膀胱。

其他像是接受骨盆內的腹腔臟器手術，誤傷到膀胱神經，或是糖尿病引發的末梢神經麻痺等，也可能導致溢流性尿失禁。

漏尿的類型隨著年紀而改變？

　　腹壓性尿失禁、迫切性尿失禁與混合性尿失禁，是三種最常見發生於女性的尿失禁類型，它們分布的年齡層也有所不同。

　　根據歐美的調查結果，三種尿失禁類型的年齡層分布比例（參見右頁圖表）分別是：腹壓性尿失禁從 20 歲世代開始增多，來到 40 歲世代迎接最高峰；隨著年齡增大，60 歲以後，伴隨迫切性尿失禁發生的混合性尿失禁比例開始升高。

　　引發腹壓性尿失禁的原因，和骨盆底肌群的無力有關。懷孕、生產、女性荷爾蒙減少都可能導致骨盆底肌群衰弱，這也是造成女性排尿困擾的背景因素。而膀胱過動症同樣可視為引發迫切性尿失禁的一項背景因素。

男性年過 40 歲，「滲尿尾」變多

　　「解尿後滴尿」（Post micturition dribble, PMD）是男性特有的漏尿現象，也就是俗稱的「滲尿尾」。以

女性隨著年紀漸長，混合性尿失禁的比例增加

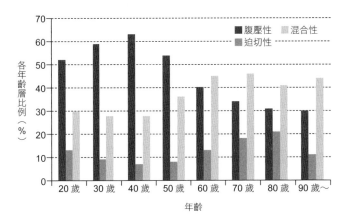

女性尿失禁類型說明。腹壓性尿失禁是最常見類型，即使是 20 多歲年輕女性，也有大約半數符合條件，年過 40 歲以後更超過六成；60 歲之後，同時兼具迫切性和腹壓性尿失禁的混合性尿失禁比例升高（出處：Urology. 2003; 62 (4Suppl1): 16-23.）

為已經解完尿，穿好褲子，拉上褲拉鍊，尿液卻不由自主的滴出來，這樣的「解尿後滴尿」，在男性年過 40 歲以後變多。

　　嚴格說起來，「解尿後滴尿」並不屬於尿失禁，不過為此煩惱的男性非常多，因此將其視為漏尿認真治療，會更切合民眾的實際需求。

　　針對「解尿後滴尿」的原因和治療對策，第 43 頁有詳細說明。

無法將尿液蓄滿的「膀胱過動症」有哪些症狀？

困擾最多人的頻尿和漏尿，背後往往有「膀胱過動症」的問題潛藏其中。

「膀胱過動症」是指膀胱還沒有把尿液儲滿，就因為感受到強烈而急迫的尿意（尿液迫切感），或是無法控制住尿意，沒來得及坐到馬桶上就尿液奔流（迫切性尿失禁），乃至頻尿的症狀。

根據日本排尿機能學會的調查，40 歲以上日本人有疑似膀胱過動症狀者，高達 1000 萬人以上。

本書稍後會詳加說明膀胱過動症的原因和治療，讀者可以先從本身的症狀，自我判斷罹患膀胱過動症的可能性。右頁是日本醫療機構所使用的「膀胱過動症自我評量表」（Overactive Bladder Symptoms Score，簡稱 OABSS），提供讀者們自行檢測。

膀胱過動症自我評量表（OABSS）

請根據以下症狀發生的頻率作答。在分數欄中圈選出最近一星期，最符合自己實際狀況的發生頻率，每題僅限圈選一個選項。

	症狀	頻率	分數
1	從白天起床到夜晚入睡前，總共排尿多少次？	不足 7 次	0
		8 ～ 14 次以上	1
		15 次以上	2
2	夜晚就寢至第二天早上醒來，起床解尿多少次？	0 次	0
		1 次	1
		2 次	2
		3 次以上	3
3	是否曾突然感到尿急，而且難以憋住尿意？	不曾有過	0
		一星期大約不足 1 次	1
		一星期 1 次以上	2
		一星期 1 次左右	3
		一星期 2 ～ 4 次	4
		一星期 5 次以上	5
4	是否曾突然感到尿急，憋不住尿意而在馬桶外尿出來？	不曾有過	0
		一星期大約不足 1 次	1
		一星期 1 次以上	2
		一星期 1 次左右	3
		一星期 2 ～ 4 次	4
		一星期 5 次以上	5
合計分數			**分**

八成的膀胱過動症屬於原因不明的「非神經性因素」

　　上一頁的「膀胱過動症自我評量表」共有 4 道問題。第 1 道問題針對「白天頻尿」，第 2 道問題針對「夜間頻尿」，第 3 道問題針對「尿意迫切感」、第 4 道問題針對「迫切性尿失禁」提問，請答題者分別就自己的症狀有無與程度的深淺加以確認。

　　醫療機構採取的診斷基準是：第 3 道問題的尿意迫切感得分 2 分以上，加上全體總得分 3 分以上，即可診斷為「膀胱過動症」；合計 5 分以下為輕症，6 ～ 11 分為中等症狀、12 分以上屬於重症。

　　必須強調的是，自我評量結果僅能提供參考，只要其中任何症狀造成本人生活上的困擾，都請尋求醫師協助。

人體排尿的機轉與膀胱的活動

　　那麼，膀胱過動症究竟是如何發生？在說明它的發生機轉之前，讓我們先了解膀胱的作用與人體排尿的原理。

膀胱是用來儲存尿液的器官。腎臟製造的尿液，順著輸尿管送到膀胱暫時儲存，儲存至一定量以後，就從尿道排放至體外。

　　膀胱宛如一個囊袋，外層包裹著「逼尿肌」，與之緊緊相連的尿道，外層則包裹著「尿道括約肌」。

　　一般而言，當蓄尿至 200 ～ 300 毫升，膀胱就會透過脊髓神經發送排尿信號，促使尿意產生。這時如果不方便立刻如廁，大腦會傳送「現在還不准排尿」的信號給膀胱和尿道。接收到信號的膀胱於是放鬆逼尿肌，以便繼續儲存尿液，在此同時，尿道必須收縮尿道括約肌，防止尿液滲漏出來。

　　當我們準備好排尿時，大腦對膀胱和尿道下達「解放」的信號，於是尿道放鬆括約肌，膀胱收縮逼尿肌，收放之間順利將尿液排放出體外。

　　健康的膀胱可儲存尿液至 400 毫升，但是膀胱過動者的蓄尿功能不佳，200 ～ 300 毫升就已經達到尿意的最大容忍極限，因此表現出尿意迫切感、迫切性尿失禁和頻尿症狀。

多數病例為原因不明的「非神經性因素」

　　膀胱過動症依照其發生原因，可約略區分為兩大類。

一類是神經功能障礙引起的「神經性因素」；另一類則是非神經性功能障礙引發的「非神經性因素」。前者只占膀胱過動症患者的兩成左右，其餘八成都屬於非神經性因素。

「神經性因素」常見於腦梗塞、腦出血等腦血管功能障礙患者，或是罹患帕金森氏症等的腦部功能障礙患者，以及脊髓損傷、多發性硬化症等的脊髓傷害後遺症。

上述的病因十分明確，都是大腦對膀胱逼尿肌或尿道括約肌的神經傳遞發生障礙，導致膀胱在蓄滿尿液之前就產生收縮，而表現出膀胱過動症狀。

至於「非神經性因素」的病例，則幾乎都原因不明。我們只能合理推論，這是由多重因素複雜交織所引起，而「上了年紀的老化」是首先已知的可能因素。

男性的「攝護腺肥大」，和女性的「骨盆底肌無力」，也是最常見的影響因素。

人體排尿的機轉與膀胱的活動

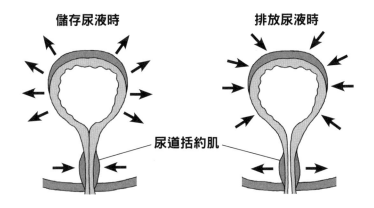

膀胱逼尿肌與尿道括約肌接受大腦的指令，在一放一收與一收一放的相互協調之下，進行蓄尿和排尿功能。

尿道括約肌功能失靈也可能鎖不住膀胱

醫學界對於非神經性障礙所引起的膀胱過動症，至今仍無法釐清真正的發生原因，但是男性的「攝護腺肥大」和女性的「骨盆底肌無力」，是常見的可能因素。

男性的攝護腺大約在 40 歲左右開始肥大化，攝護腺肥大會壓迫到尿道，造成排尿困難。膀胱為了排空尿液，只好使勁加壓，久而久之膀胱壁越來越厚。膀胱壁增厚引發血液循環障礙，破壞肌肉的穩定性，可能導致膀胱忽然急速收縮，產生「微位移（micro-motion）現象」，因此過半數攝護腺肥大的人都合併有膀胱過動症。

「骨盆底肌無力」則是造成女性膀胱過動與漏尿的常見原因。骨盆底肌位在骨盆底部，不分男女都有骨盆底肌，這一組肌肉群從下方托住膀胱、直腸，不同的是女性還多了子宮這一臟器。

膀胱與骨盆底肌群

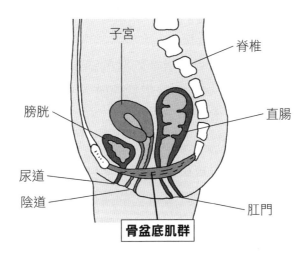

骨盆底肌群用來鎖住膀胱的出口、尿道與肛門，女性則多了陰道。當骨盆底肌群鬆弛無力，承托直腸、膀胱等臟器的力道不足，膀胱就容易受壓迫而感到急切的尿意，又因為膀胱出口鬆弛，引發頻尿或漏尿。

你有所不知的尿道括約肌功能

除了上年紀的老化因素，攝護腺肥大與骨盆底肌無力也會導致尿道括約肌功能不彰。

正如同前面談到，尿道括約肌透過收緊和放鬆的張弛動作，控制排尿功能，其作用就好比裝置在水管末端的水龍頭。

如果要進一步說明尿道括約肌的結構，可將其分為「內尿道括約肌」與「外尿道括約肌」。內尿道括約肌位在膀胱接續尿道的相連部位，其後都屬於外尿道括約肌，延伸貫穿骨盆底肌群。

內尿道括約肌維持尿道的張力並控制收縮力道，本身屬於平滑肌，平滑肌有自己的運作平衡，是不受我們意識控制的肌肉（不隨意肌）。外尿道括約肌則是受到意識控制的橫紋肌（隨意肌），就如同手腳的肌肉那樣，聽命意識的號令活動。

膀胱蓄存尿液時，內尿道括約肌會在無意識中鎖緊尿道，外尿道括約肌則是在意識的控制下緊縮，透過這樣的雙重防護，防止尿液向外滲漏。

骨盆底肌無力，會影響尿道括約肌功能

然而，因為年華老去、攝護腺肥大或骨盆底肌無力，影響尿道括約肌的活動功能時，尿道無法有效鎖緊，就會變得難以控制尿意。特別是貫通骨盆底肌群的外尿道括約肌，隨著骨盆底肌群退化，收縮力道便不復以往。

「內尿道括約肌」與「外尿道括約肌」

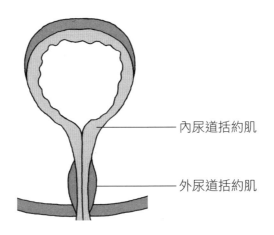

內尿道括約肌

外尿道括約肌

尿道括約肌的機能低下，形同是「低活力尿道」，實際表現為「無法充分達成蓄存尿液的功能」。

基於以上原因，改善膀胱過動症往往從「行為療法」著手。實際作法包括從事「凱格爾運動」，用來收緊尿道括約肌，強化憋尿容忍度，或是刻意憋尿進行「膀胱訓練」，以逐漸增加膀胱的蓄尿量。

行為療法對於膀胱過動症的其他排尿困擾同樣有效，例如，女性的腹壓性尿失禁，男性的「滲尿尾」（解尿後滴尿）。本書將在稍後為讀者說明。

08

哪些藥物可以治療膀胱過動症？

　　膀胱過動症的藥物治療，一般以抗膽鹼藥物或 β3 腎上腺素受體促效劑（β3-adrenoreceptor agonist）為處方。排尿時，體內的神經傳導物質乙醯膽鹼（Acetylcholine）會刺激膀胱收縮，而抗膽鹼藥物正是用來抑制乙醯膽鹼的作用，降低膀胱的收縮力道，以便儲存更多尿液。

　　抗膽鹼藥物用於膀胱過動造成的迫切性尿失禁與頻尿，也頗有療效。不過它可能引起口乾舌燥、反胃、便秘，甚至是大腦認知功能障礙等副作用。

　　膀胱蓄尿時，β3 腎上腺素受體命令膀胱肌肉鬆弛，而 β3 腎上腺素受體促效劑可強化 β3 腎上腺素受體的作用，經由放鬆膀胱肌肉來擴大容量，提高膀胱蓄尿功能，並緊縮尿道括約肌。

　　一般認為 β3 腎上腺素受體促效劑的副作用發生率，少於抗膽鹼藥物，不過這類藥物仍有引發心跳加速、血壓上升的可能性，心血管疾病患者在使用上要多留意。

男性的膀胱過動症如果合併有攝護腺肥大，就應該治療攝護腺肥大問題（相關說明請見第 95 頁）。

女性若合併有腹壓性尿失禁，即使服用藥物改善膀胱過動症引發的迫切性尿失禁，仍無助於治療腹壓性尿失禁。因此，當患者鍛鍊骨盆底肌群仍不見症狀改善時，不妨考慮手術的可能性。

治療無效者可考慮「膀胱內注射肉毒桿菌素」

持續 3 個月以上的行為治療和藥物治療後，症狀依舊無法減輕者，醫療人員通常會建議採取「膀胱內注射肉毒桿菌素」。這是對難治性膀胱過動症的一種治療法，施術者在膀胱內壁注射肉毒桿菌素，利用其抑制神經活性的作用，緩和膀胱肌肉的過度收縮，加大膀胱容納量。這項療法必須在局部麻醉或全身麻醉下進行，2 ～ 3 日後開始見到效果。

不過，肉毒桿菌素的效力只能維持 8 個月左右，因此必須持續接受注射。好消息是，它的療效和安全性皆受到肯定，日本已自 2020 年起，將「膀胱內注射肉毒桿菌素」列入國民健康保險給付項目。本書留待第 161 頁做進一步解說。

09

男性的「滲尿尾」可用「擠壓法」對症的處理

說到排尿的相關困擾，不分性別的第一大噩夢就是漏尿。雖然都稱為漏尿，其實男女的漏尿還是有所不同。女性的漏尿多數是「腹壓性尿失禁」，腹部一用力便鎖不住尿液，男性則多數是解尿後又滴尿的「滲尿尾」。

排尿的困擾會因為男女的性別而不同，這是由於男性和女性的「膀胱－尿道」結構，有著先天上的差異。

男性的尿道自膀胱向下延伸，一路經過攝護腺、骨盆底肌群、陰莖，呈現 L 型彎曲，全長大約 20 公分。女性的尿道自膀胱向下延伸，經過骨盆底肌群，直線通達尿道口，長度只有 4 公分。

女性因為尿道短，容易發生腹壓性尿失禁，當提重物、打噴嚏或大笑時，稍不留神就漏尿。

尿道裡的殘尿導致「滲尿尾」

至於男性的「滲尿尾」（解尿後又滴尿）究竟是何原

膀胱與尿道的構造

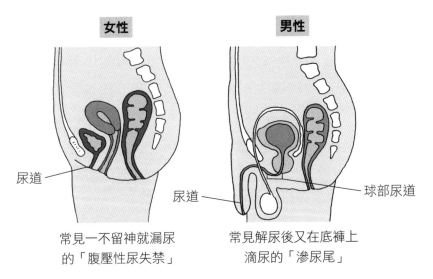

女性

男性

尿道

尿道

球部尿道

常見一不留神就漏尿
的「腹壓性尿失禁」

常見解尿後又在底褲上
滴尿的「滲尿尾」

女性的尿道只有 4 公分左右，直線通達尿道口，男性的尿道則長達 20 公分，呈
彎曲狀。

因造成的呢？

　　本以為已經解完尿，才整裝完畢，竟然滴尿在底褲
上，之所以引發男性「解尿後滴尿」的現象，是因為
用來鎖住尿道的球狀海綿體肌功能低下，或是攝護腺
肥大導致排尿無力，如此一來，尿液就容易積存在陰
囊下呈彎曲狀的「球部尿道」，解尿後，積存於球部
尿道的尿液滴了出來，成為「滲尿尾」。

用「擠壓法」擠出球部尿道的殘尿

對付「滲尿尾」立竿見影的辦法，就是養成排尿後使用「擠壓法」（Milking）的習慣。擠壓法雖然不是根本治療，但的確可以防止解尿後又滴尿在底褲和外褲，留下尷尬的尿漬。做法是在排尿後，用手指擠出滯留在球部尿道的尿液，屬於一種對症的處理方式。

「擠壓法」的具體步驟如下：單手持衛生紙貼在陰莖前端的尿道口，另一手的食指與中指貼在陰囊底部（球部尿道所在位置，也就是陰莖根部），大拇指靠在陰莖上方，然後活動手指朝向尿道口方向擠壓，把積存在球部尿道的殘尿輕輕擠出來，滴在衛生紙上。

在外如廁時，使用擠壓法雖然有所不便，但只要利用男廁裡的單間，仍然可以藉此保持底褲的清潔乾爽。

根本的改善之道在於治療攝護腺肥大

男性想要根本解決排尿後的滲尿尾，有攝護腺肥大症的人應首先治療攝護腺肥大，才是上上之策。

其次，是強化功能衰退的球狀海綿體肌。球狀海綿體肌收縮時，除了鎖住尿道，還有維持勃起狀態的作用。40 ～ 50 歲的中年男性，之所以性功能障礙（ED，包含勃起不全、勃起功能障礙）機率大增，球狀海綿體肌功能衰退也是必須考慮的可能原因。

用「擠壓法」對付滲尿尾

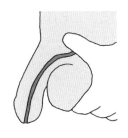

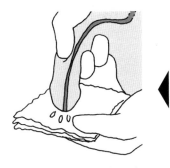

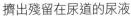

擠出殘留在尿道的尿液

手指分別貼在陰莖根部
與陰囊下方,滴在衛生
紙上朝向尿道口擠壓

10

「攝護腺肥大」是男性排尿困擾的因素之一

男性「解尿後滴尿」的「滲尿尾」現象，主要來自兩大主因。原因之一，是前述的球狀海綿體肌力道不足，無法充分鎖住尿道口；原因之二是排尿無力，導致尿液容易殘留在尿道裡。

造成排尿無力最常見的原因，則是「攝護腺肥大」。攝護腺肥大雖然不是解尿後滴尿的直接原因，但仍然是一大影響因素。

攝護腺是男性獨有的器官，位在膀胱正下方，環繞著從膀胱延伸出去的尿道起始處。由於位置特殊，當攝護腺肥大，自然會壓迫尿道，導致尿道狹窄，引發種種排尿問題。

造成攝護腺肥大的真正原因，至今仍不明朗，上年紀的老化因素與男性荷爾蒙分泌減少，都極可能是誘發攝護腺肥大的重要因素。

正常的攝護腺與肥大的攝護腺

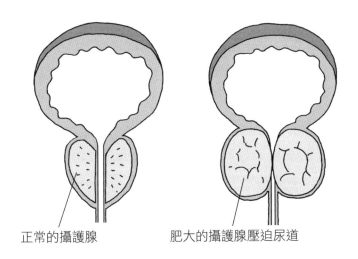

正常的攝護腺　　　　　肥大的攝護腺壓迫尿道

肥大的攝護腺壓迫尿道

攝護腺肥大引發的排尿問題，包括排尿困難、遺留殘尿感，也可能不只是殘尿感，而是實際滯留越來越多殘尿，導致頻尿或尿意急迫，容易連帶引發膀胱過動症。

當攝護腺肥大持續惡化，會逐漸演變成排尿不暢的尿滯留症狀，表現出越來越嚴重的尿速緩慢、排尿中斷、殘尿感與排尿困難。

11

透過「凱格爾運動」，自行解決排尿困擾

　　女性的尿道比男性短，經歷懷孕、生產、閉經等人生階段的洗禮，容易發生漏尿等等的排尿困擾。

　　「骨盆底肌群」托住骨盆內的膀胱、子宮等臟器，能鎖住膀胱、尿道、陰道的出口。功能如此重要的骨盆底肌群，有可能在懷孕或生產過程中受到損傷。對骨盆底肌群而言，支撐女性孕期中沉甸甸的胎盤、羊水、胎兒體重，是十分吃重的負荷，而產婦在自然分娩過程中，骨盆底肌群必須奮力拉伸數倍，也造成極大損傷。

　　年輕婦女分娩，骨盆底肌群雖然可以在幾個月復原，但是隨著年紀漸長，當年分娩時對骨盆底肌群的傷害可能日漸顯現。

　　而即使是未曾懷孕、生產的婦女，也會面臨更年期閉經前後的女性荷爾蒙分泌減少，帶來一連串生理變化，容易發生頻尿、漏尿、陰部乾燥疼痛、膀胱發炎等尿路和陰部相關問題。

特別是女性荷爾蒙當中的雌激素，可維持尿道及其周邊肌肉的彈性，一旦雌激素分泌減少，骨盆底肌群就容易鬆弛。

骨盆底肌群也能夠改善男性的「滲尿尾」

基於上述多重因素使然，女性的骨盆底肌群比較容易鬆弛無力，但是有些導致骨盆底肌群鬆弛的原因則和性別無關，只要是上年紀、肥胖、運動不足，不分男女，骨盆底肌群都可能加速衰退無力。

其實骨盆底肌群和其他部位的肌肉相同，只要有意識地給予刺激、加以強化，也能夠維持及改善肌肉強度。

大家都知道「凱格爾運動」，是女性用來強化骨盆底肌群、預防腹壓性尿失禁的有效肌力訓練。其實它亦是改善膀胱過動症的良方，值得推薦給因為膀胱過動而頻尿、漏尿者，對改善男性的解尿後滴尿也有一定幫助。

藉由骨盆底肌訓練，強化骨盆底肌群，能夠連帶強化控制排尿的尿道括約肌、男性的球狀海綿體肌。所以它不僅對女性有效，男性因為膀胱過動引起「滲尿尾」，也請務必勤加操練。

由於骨盆底肌群會隨著上年紀而衰退，因此現階段

即使沒有排尿困擾，也不妨將其視為防範於未然的良方，養成平日鍛鍊的習慣。

　　凱格爾運動的動作模式十分多樣化，本書在此介紹最常見的仰躺式。

　　骨盆底肌群由兩大類肌肉組成，一類是負責持續收縮肛門、陰道的「慢肌」，一類是負責瞬間鎖緊肛門、陰道的「快肌」。刺激這兩種肌肉施加訓練，可以改善頻尿、漏尿症狀。訓練骨盆底肌的原理和其他肌肉訓練相同，重點都是操練時要將意識鎖定在需要刺激的部位。

　　根據研究報告，每日訓練骨盆底肌 60 次以上，即可見到症狀改善的功效。訓練動作以 10 ～ 20 次為一組，可分多次進行。

　　比方說，起床時、用餐前後、沐浴前、就寢前等，配合個人的生活節奏，選擇固定的訓練時間，有助於養成天天訓練的好習慣。鍛鍊骨盆底肌群應至少堅持 2 ～ 3 個月，直到肌肉強壯有力為止。

凱格爾運動（基本的仰躺式）

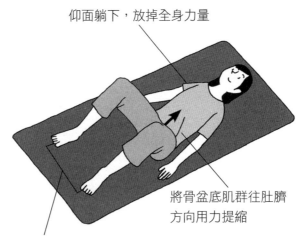

仰面躺下，放掉全身力量

將骨盆底肌群往肚臍
方向用力提縮

雙腿張開與肩膀同寬，
稍微屈膝將雙腿立起

①基本姿勢
　仰躺，雙腿張開與肩膀同寬，稍微屈膝將雙腿立起，雙手掌心自然貼在身體兩側的地面，放掉全身力量。

②慢肌訓練
　男性將意識鎖定在肛門和陰莖的根部，女性將意識鎖定在肛門、陰道與尿道，往肚臍方向用力提肛，維持 10 秒，然後放鬆 5 ～ 10 秒。重複動作 10 ～ 20 次。

③快肌訓練
　動作要領與 2 相同，差別是提肛的時間變短，每次只需 1 ～ 2 秒，連做 3 次以後，休息 5 ～ 10 秒。重複動作 10 ～ 20 次。

「膀胱訓練」增加蓄尿量

　　因為膀胱過動導致頻尿、尿意迫切感的人，在勤練骨盆底肌群之餘，搭配「膀胱訓練」，可收穫加乘效果。

　　「膀胱訓練」的做法，是在感受到尿意時，盡可能憋尿，以便逐漸增加膀胱的蓄尿量。做「膀胱訓練」不必急著要立刻見效，剛開始只在感受到尿意時忍住 1 ～ 2 分鐘不立即如廁即可。那怕 1 天練 1 次都好，重點是每天持之以恆的練習。

　　憋尿時，藉由專注看電視、看書、聽音樂等，協助分散對尿意的注意力。習慣以後，逐漸把憋尿時間延長到 5 分鐘、10 分鐘、15 分鐘，增加膀胱的容量，直到可以自然忍住尿意。

以「每隔 3 小時排尿」為訓練目標

　　膀胱訓練過程中，有可能中途漏尿，所以務必先在自家練習，感覺到自己就要「繃不住」時，趕緊去馬桶解放，千萬不要太為難自己。萬一受挫太深，可能

會抗拒練習，反而不利於治療。

那麼，憋尿多久算訓練達標呢？每個人排尿的間隔時間不同，一般來說，3 小時的排尿空檔，比較不會對日常活動造成困擾。有需要的讀者請以此為目標，勤懇地訓練膀胱的忍耐功力吧！

本章對於擾人的排尿問題做了以上通盤的基本說明。排尿困擾既私密又主觀，症狀和原因也因人而異，原則上，只要造成本人的不適和不安，切莫猶豫，請先諮詢泌尿專科醫師，尋求專業意見。

第 2 章

改善半夜裡擾人清夢
的頻尿困擾

吉田正貴 教授

- 櫻十字病院高級顧問
- 國立長壽醫療研究中心泌尿外科
- 1981 年畢業於熊本大學醫學部
- 1987 年取得同校之醫學博士學位，為熊本大學醫學部泌尿科副教授。
  曾任國立長壽醫療研究中心手術暨加護病房部長等職務
- 2017 年升任該中心副院長、泌尿外科部長
- 2021 年起，受聘櫻十字病院高級顧問。
  為日本排尿機能學會前理事、《夜間頻尿診療指引・第 2 版》制定委員長

八成的 60 歲世代因夜間頻尿睡不安枕，但，老化卻不是主因？！

「睡到半夜老是被膀胱吵醒。」

「半夜跑一趟廁所，就再也睡不著覺。」

「整晚頻頻被尿意打擾，根本無法安心入眠。」

「夜尿擾人清夢」的困擾，是許多人共通的切身問題。

就寢當中，只要起床小解超過 1 次以上，就算是「夜間頻尿」。日本排尿機能學會以日本 40 歲以上國民為調查對象，得知日本的 40 歲世代，約四成有夜間頻尿；50 歲世代約有六成、60 歲世代約有八成、70 歲世代以上更高達九成都受到夜間頻尿的騷擾，年紀越大，夜間頻尿的比例越高。

至於夜間就寢當中，起床小解 2 次以上的人口比例，60 歲世代男性約有四成、女性約三成；70 歲世代男性約有六成，女性大約五成；80 歲以上男性約有八成，女性則大約七成。

不同世代罹患夜間頻尿的頻率

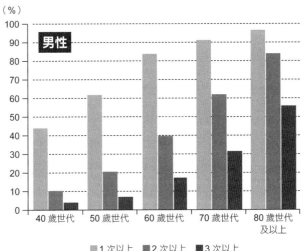

（%）

男性

1 次以上　　2 次以上　　3 次以上

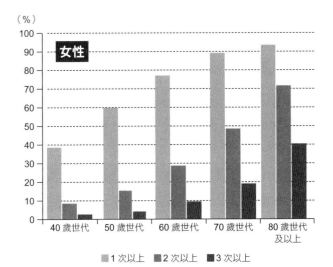

（%）

女性

1 次以上　　2 次以上　　3 次以上

（出處：日本排尿機能学会誌 .2003; 14(2): 266-277. ）

這麼多人都被夜間頻尿剝奪了寶貴的睡眠時間，有的人直接放棄掙扎，選擇聽天由命，因為他們以為「上了年紀就會這樣，只能夠認命」。

夜間頻尿確實是伴隨年紀大容易出現的一種生理現象，然而，除了老化因素，它還可能是多重問題複雜交錯的結果，無法歸結於單一因素。

在抱定「反正上年紀就容易夜尿」的心態，而認命承受之前，不妨給自己一個機會，查找可能的原因，採取適當對策，我們仍然可以享受有品質的睡眠。

如果夜間頻尿未曾困擾你，其實不治療也無妨

夜晚就寢當中，被尿意喚醒，起床小解 1 次以上，就可視為「夜間頻尿」。不過實際上，不會有人只因為半夜起床解尿 1 次，就必須接受治療。

近來，「夜間頻尿」一詞開始廣為人知，因為懷疑自己「半夜經常必須起床上 1 次廁所，會不會是身體哪裡有問題？」而到診所找我諮詢的人變多。對於這類患者，我會告知他們，只要夜尿並未造成他們的困擾，何妨暫時靜觀其變就好。

是否採取治療的衡量重點，不在於「夜尿」的次數，而是「造成本人多大的困擾」？有的人連半夜起床 1 次都無法忍受，有的人卻認為「起床 3 次也對我

無傷」。

半夜起床如廁 1 次，多數人可能只覺得「就這樣，還好啦」，但是當次數朝著 2、3 次逐漸增加時，就可能出現令人睡不安穩的身心壓力，而不得不尋求解決對策。

尤其是年長者頻頻在半夜起床如廁，容易遭致跌倒骨折等意外，因此臥床不起的風險大增。

日本東北大學研究團隊的報告指出，70 歲以上高齡者半夜起床如廁的死亡率，高出如廁 1 次以下者的兩倍，隨著半夜如廁次數增多，死亡率也跟著上升（Nakagawa H, et al. J Urol. 2010 Oct, 184(4): 1413-8.）。

銀髮族的夜間頻尿，讓自己暴露在跌倒、骨折的風險，其實只要採取適當的措施，大多數症狀是可以獲得有效改善的，這也是銀髮族夜間頻尿的一大特徵。不僅如此，針對夜間頻尿的原因出手，即使只是在家對症調理，很多症狀也都得以改善。本書建議民眾首先從找出原因著手，然後採取必要的措施。

夜間頻尿的三大原因：夜間多尿、蓄尿障礙、睡眠障礙

近年來，醫學界對於夜間頻尿的研究有了長足的進展，許多治療症狀的新藥紛紛上市。2020 年，由日本排尿機能學會和日本泌尿器科學會聯手彙編的最新醫療指引《夜間頻尿診療指引　第二版》發行。這是繼 2009 年出版後，時隔 11 年的修訂版。

最新指引的一大特色，就是針對夜間頻尿的原因，將重點放在日常生活中可實踐的具體自我調理。

有意運用這些最新醫學建議的民眾，應首先釐清自己夜間頻尿的原因。導致夜間頻尿的背景，不只是上年紀的老化而已，還可能是攝護腺肥大等泌尿系統疾病，或者是泌尿系統以外的疾病影響，例如失眠症。

區別自己夜間頻尿的原因，然後採取必要措施一一擊破，是有效解決問題的關鍵。

夜間頻尿原因不同，治法各異

夜間頻尿的原因，可以大致分為以下三大類。

夜間頻尿的三大原因

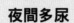

夜間多尿
....
夜間排尿量增多

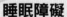

蓄尿障礙
....
膀胱無法順利
蓄尿，半夜尿
意頻仍

睡眠障礙
....
睡不安枕或淺
眠易醒，醒來
就順便跑廁所

1. 夜間多尿：夜間排尿量增多。

2. 蓄尿障礙：膀胱無法順利蓄尿。

3. 睡眠障礙：夜裡睡不安枕。

夜間頻尿往往是這三大原因多重疊加所引起，請讀者們翻開下一頁，由本章為大家一一說分明。

一日 3 分之 1 以上的尿液都在半夜排出，就是「夜間多尿」

或許有人對於「夜間多尿」一詞感到陌生。「夜間頻尿」是半夜排尿的頻率（次數）問題，造成夜間排尿次數變多的原因之一，就是「夜間多尿」，專指「夜裡排放尿量多的狀態」。

具體來說，一日總尿量的 33% 以上都在夜間就寢當中排出，就是「夜間多尿」。這意味著原本應該在白天排出的尿液，直到半夜才排出。

理想的夜間排尿量，原本應該在一日總排尿量的 3 分之 1 以下，如果白天排尿次數不足 7 次（也就是白天沒有頻尿問題），但是半夜睡眠當中必須數度起床排尿，原因很可能是「睡眠障礙」。

而如果日間排尿 8 次以上（日間頻尿），每次排尿量往往偏少（不足 200 毫升），就應疑似為膀胱過動症等引起的「蓄尿障礙」。

銀髮族的夜間頻尿大多數起因於「夜間多尿」。為什麼銀髮族在夜間尿量增多呢？

荷爾蒙不足是「夜間多尿」原因之一

原因之一是「抗利尿荷爾蒙」減少。抗利尿荷爾蒙通常在夜間大量分泌，用來濃縮尿液、減少尿量，好讓我們一覺到天明，不必為了排尿中斷睡眠。但是抗利尿荷爾蒙的分泌會因為年紀大的影響而減少，隨之而來的就是半夜尿量變多。

此外，由於上年紀和運動不足等原因，都可能導致下半身肌力退化，心臟、腎臟的機能也日益衰退，無法充分發揮「幫浦作用」，將血液輸送至全身各角落，造成血液循環不良，這也是夜間尿量增多的原因。

為什麼血液循環不良，會帶來夜間尿量增多呢？這是因為血液循環差，水分會從下半身的血管滲漏出來，滯留在細胞間質，引起下半身水腫。

這些滯留的水分到了夜間睡眠時，因為身體躺平，重力牽引的影響變小，於是重新回滲到血管裡。身體為了排出多餘的水分，必須製造尿液，結果把膀胱脹滿，不得不喚醒我們起床尿尿。

此外，高血壓、糖尿病等生活習慣病的本身，以及部分用來治療它們的藥物，也可能導致夜間多尿；有的人為了預防腦梗塞和心肌梗塞，喝下非必要的水量，同樣會引起夜間多尿。

高血壓患者的體質，可粗略分為「易滯留鈉鹽型」和「非易滯留鈉鹽型」，而多數日本人屬於前者，這也是日本民眾罹患高血壓的一項特徵。

高血壓、糖尿病也會引起夜間多尿

人體必須保持血液中一定濃度的鹽分（鈉），當鹽分攝取過多時，身體的恆定機制會透過尿液，把多餘的鹽分排出體外。但是容易滯留鈉鹽型的高血壓患者，如果攝取過多鹽分，日間製造的尿液還不足以將其排除，只好在夜間加班趕工，繼續製造尿液，企圖以此排出多餘的鹽分，結果就是半夜多尿，得頻頻起床小解。

糖尿病患則因為血液中糖分過多，身體為了排出糖分，排尿量和排尿次數都變多，導致脫水狀態，脫水令人口渴，想要喝更多水，於是尿量就多了。

不僅如此，經常用來治療高血壓的「鈣離子通道阻斷劑」、治療糖尿病的「SGLT2 抑制劑」，這些類型的藥物也會引發夜間多尿。高血壓和糖尿病患者如果總是在半夜頻頻起床如廁，建議先和自己的主治醫師討論病情和用藥。

夜間多尿的原因

①抗利尿荷爾蒙減少
夜間製造尿量增多

②心臟的幫浦功能低下
血液循環不良，滯留下半身的水分（水腫）在就寢當中成為尿液排出

③高血壓、糖尿病本身，以及部分用來治療它們的藥物引起

④水分攝取過量

膀胱未能充分蓄尿、睡眠淺都可能引發夜間頻尿

任何人上了年紀都可能發生「蓄尿障礙」，它是膀胱未能充分蓄積尿液的現象，而蓄尿障礙正是引起夜間頻尿的原因之一。

腎臟製造的尿液會暫時儲存在膀胱裡，隨著年齡漸大帶來的老化，膀胱肌肉活力不足，欠缺擴張的彈性，可儲存的尿量因此變少，讓人變得頻尿。

中高年男性常見的攝護腺肥大，也是一種蓄尿障礙。男性進入 4、50 歲以後，攝護腺開始肥大，症狀包括排尿困難、排尿次數增多、憋不住尿而漏尿、半夜頻頻跑廁所（有關前列腺肥大症，本書第 95 頁起有詳細說明）。

膀胱過動症是膀胱以及與排尿一連串動作相關的肌肉功能衰退，只要少量的尿水就會刺激膀胱過度收縮，而突然感到尿意。不分男女，年過 40 歲以後，膀胱過動症的罹患率就會隨著年紀而升高（膀胱過動症的相關解說請見第 30 頁）。

「睡眠障礙」背後隱藏的疾病

造成夜間頻尿的第三個可能原因，是「睡眠障礙」。任何人上了年紀以後，睡眠品質多少會受影響，或許是睡眠變淺，或許是睡眠時間變短。這是因為白天的活動量減少，以致於促進睡眠的荷爾蒙分泌也跟著減少。許多人夜裡睡不熟，容易轉醒，醒來就誤以為是「被尿意叫醒」。

不過，睡眠障礙不全然都是上年紀的緣故，有時可能是某些疾病導致我們經常在半夜轉醒，醒來以後自然而然地去廁所解尿，結果就演變成「夜間頻尿」。

以「睡眠呼吸中止症候群」為例，睡眠中鼾聲如雷，打呼到一半忽然暫時停止呼吸；又或是「不寧腿症候群」，睡到半夜感覺腿腳有蟲子在爬的搔癢或燒灼感；還有「週期性四肢運動障礙」，腳趾、腳踝、膝蓋在睡眠中不自主地活動，這些都是隱藏在「夜間頻尿」背後真正擾人清夢的可能原因。

自行揪出「夜間頻尿」的始作俑者

相信讀者們現在已經明白引發夜間頻尿的多種常見原因,接下來,我們要進入推理階段,找出可能導致自己夜間頻尿的禍首。

請填寫右頁「夜間頻尿自我檢測表」,符合項目越多,表示該原因越可能就是讓你半夜頻繁跑廁所的主要肇因。不過,這一檢測表充其量只是協助我們自我了解的輔助工具,一旦夜間頻尿已經對工作和生活造成困擾,或是除了夜間頻尿以外,還有排尿疼痛或不適感,甚至是出現血尿症狀,請直接找醫師諮詢才是明智之舉。

筆者必須再次強調,夜間頻尿往往是多重因素交互作用下的表現,治療上也得針對個別原因逐一解決。如果起因是夜間多尿,那麼透過調整生活習慣和自我保養,可以達到改善症狀的功效。如果是蓄尿障礙和睡眠障礙以外的其他疾病影響,就必須治療該疾病,並且針對夜間頻尿症狀,調整飲食與水分攝取習慣,方能夠發揮效果。

夜間頻尿自我檢測表

因為「夜間多尿」引起的常見症狀

··

□ 比較白天 1 次的尿量與夜間 1 次的尿量，夜間 1 次排
　出的尿量與白天相當，或是多於白天

□ 一到傍晚，小腿前脛或是小腿肚出現水腫。夜晚就寢
　當中必須起床如廁 2 ～ 3 次以上，白天則幾乎不見水
　腫跡象

□ 白天攝取水分 1.5 公升以上（不包括進食所含的水分）

因為「蓄尿障礙」引起的常見症狀

··

□ 經醫師診斷為攝護腺肥大或膀胱過動症

□ 男性有「排尿不順」、「殘尿感」、「無論白天晚上都
　頻尿」、「曾有過漏尿尷尬」等的排尿問題

□ 無論男女性，1 星期有 1 次以上「突如其來的無法憋忍
　的強烈尿意」

因為「睡眠障礙」引起的常見症狀

··

□ 出現「睡眠中鼾聲大作，然後突然呼吸中止」、「睡到
　半夜感覺腿腳有蟲子在爬的瘙癢或燒灼感」、「腳趾、
　腳踝、膝蓋在睡眠中不自主地活動」的其中任一症狀

□ 夜間入睡後 3 小時內，必須起床解尿

□ 夜間起床如廁後，無法在 1 小時內入眠

06

為什麼計算「夜間尿量」應該把第 2 天早晨的第 1 泡尿也算進去？

夜間多尿是夜間尿量增多的狀態，要正確判斷是否為夜間多尿，必須分別測量 1 日的總排尿量與夜間排尿量，當夜間排尿量超出 1 日總排尿量的 33%（中高齡以下的年輕人則是超出 20%），即可視為夜間多尿。

夜間尿量的計算方式為：夜晚就寢間排出的尿量，加上第 2 天早上起床後的第 1 泡尿。

1 日總尿量的計算方式為：自白天起床後的第 2 泡尿，到第 2 天早上起床後的第 1 泡尿加總之所有尿量。

引起夜間多尿的原因不同，各有不一樣的症狀表現，第 69 頁分別舉出最常見的三種症狀。請特別留意「比較白天 1 次的排尿量與夜間 1 次的排尿量，夜間 1 次排出的尿量與白天相當，或是多於白天。」這一特徵。

雖然夜間尿量多於 1 日總尿量的 33%，即可判斷為夜間多尿，不過單單比較白天和夜間的 1 次排尿量，仍然可以大致掌握夜間的尿量。

什麼是夜間尿量？

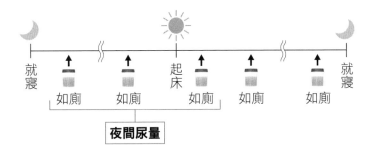

超出 1 日總尿量的 3 分之 1 以上 ＝ 夜間多尿

夜間尿量（從就寢到次日早上起床後第 1 次排尿為止，累積的總尿量）超出 1 日總尿量（自起床後第 2 次排尿起到次日早上起床後第 1 次排尿為止，累積的總尿量）的 3 分之 1 以上，就是夜間多尿。

勤寫「排尿日誌」有助正確找出問題的原因

想要正確掌握夜間的排尿量，最好記錄「排尿日誌」。藉由記錄起床時刻、就寢時刻、排尿時間、排尿量、水分攝取量、有無漏尿等，可以得知自己是否頻尿、白天和夜晚的尿量變化、1 次的平均排尿量等。

有了排尿日誌，上泌尿科看診時，也可提供醫師做為診斷參考。能夠的話，堅持記錄 3 天的排尿日誌會比較理想。我們不貪多，先從放假日開始記錄，那怕只記錄 1 天都好。

07

傍晚腿腳水腫是夜間多尿的徵兆？

　　看到腿腳水腫，暗示著此人會有夜間多尿問題。有些人每到傍晚，小腿前脛或小腿肚容易水腫，半夜總要起床小解 2 ～ 3 回，然而一到早上，腿腳的水腫卻幾乎全消，這是什麼緣故呢？

　　正如同稍早前所說，上年紀或運動不足等原因，會導致心臟的幫浦功能變差，血液循環不良，水分從下半身的血管滲漏到細胞的間隙之中，逐漸積滯，造成下半身水腫。滯留在下半身的水，直到夜晚就寢身體躺平後，重力牽引的影響變小，堆積在細胞間質的水分重新回到血管中，身體為排除血管中多餘的水分，只好將其製作成尿液。

用指頭按壓小腿前脛，即可知有無下半身水腫

　　若想要確定是否下肢水腫，可以在傍晚，用手指頭按壓左或右任一條腿的小腿前脛。指頭離開小腿後，如果在前脛留下按壓的凹痕，就表示有下半身水腫。

身體多餘的水分最易滯留在整個下半身，尤其是位於腿部下方的小腿（膝蓋以下到腳踝）和腳背最明顯。小腿前脛骨是堅硬的骨頭，用手指按壓這部位，容易分辨是否留下凹痕。

手指頭留下的凹痕那怕只有 1 厘米深，單一條腿都可能積滯了 200 ～ 300 毫升的水分。帶著這麼多水分就寢，在夜間成為尿液，半夜怎能不起床排尿呢！

傍晚以後，如果出現雙腿水腫，就要警覺到夜間會變得多尿，因此要在就寢之前設法消除水腫，將這些滯留的水分化為尿液排出體外，以確保睡眠品質。

透過自我調理，化解和預防腿部水腫，能夠有效對抗夜間多尿，詳細的實踐方法請見下一頁。

08

有效預防夜間多尿的散步運動 與穿著彈性襪

　　傍晚的「抬腿休息」和「散步運動」對於消除下肢水腫都有良效。如果想提前預防下肢水腫，則可以考慮穿著「彈性襪」。首先說明傍晚用來消除下肢水腫的「抬腿休息」和「散步運動」。

　　傍晚做「抬腿休息」和「散步運動」的用意，是要將滯留在下半身的水分趕回到血管中，目的是讓這些多餘的水分在我們就寢以前化為尿液，排出體外。人體從攝取水分到排出尿液，大約需要 4 ～ 5 小時。想避免半夜頻頻起床噓噓，就必須認真把握就寢躺平以前的 4 ～ 5 小時，將滯留在下半身的「積水」趕回血管裡，消除下肢的水腫。

　　「抬腿休息」十分簡單，只要仰面躺平，把雙腿架在墊子上，抬高 10 ～ 60 公分左右，維持姿勢大約 30 分鐘。或者，也可以將雙腿架高貼在牆上，保持姿勢 30 分鐘。

　　如果抬腿動作造成腰、膝、髖關節疼痛，可以嘗試

傍晚的抬腿休息

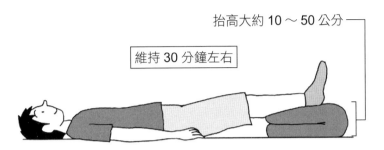

抬高大約 10 ～ 50 公分

維持 30 分鐘左右

如果抬腿動作造成腰、膝、髖關節疼痛，可以嘗試調整姿勢，例如降低抬腿的高度，或是稍微屈膝，千萬不要忍痛為之。

調整姿勢，例如降低抬腿的高度，或是稍微屈膝，千萬不要忍痛為之。

　　萬一在抬腿的半小時當中睡著了，有可能妨礙夜裡的睡眠，導致半夜睡不著，因此不妨盡量利用這半小時看書報或電視，好讓自己保持清醒。

想要散步運動，就選在傍晚

　　許多人將大清早或白天散步，視為強身健體的好習慣，但如果是以改善夜間多尿為目的，建議選在傍晚散步最合適。

　　對夜晚 11 點就寢的人來說，把握就寢前的 4 ～ 5 小

時散步運動，大約就是傍晚的 6 ～ 7 點之間，容易見到效果。

　　散步時間大約持續 30 分鐘即可，步幅不妨比平時稍微大一點，藉以刺激小腿肌肉活潑運動，促進血液循環。下半身血液循環順暢，可預防水分滯留，條件許可的話，選在就寢前的 4 ～ 5 小時前沐浴完畢，效果會更好。

男性也穿「彈性襪」預防夜間多尿

　　「穿著彈性襪」是用來預防腿部水腫的常見方法。彈性襪為了達到防止下半身水分滯留的目的，採用不同於一般絲襪的特殊織法，具有分段式加壓效果。

　　彈性襪在腳踝部位的緊度（施加壓力）最大，越往小腿上行，緊度逐漸遞減，分段式加壓的作用是要把血液由下往上「推回去」，協助下肢的血液往軀幹方向回流，預防水腫。

　　「彈性襪」給人絲襪的印象，對男性來說可能比較陌生。適合用來預防夜間多尿的彈性襪，是及膝的高筒型款式，穿起來和一般長襪的外觀幾乎沒有兩樣，即使是男性穿著也不顯尷尬。

　　不方便在傍晚「抬腿休息」和「散步運動」的人，只要在早晨起床時穿上彈性襪，一直穿到傍晚再脫掉

傍晚的散步運動

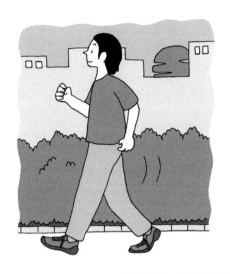

步幅比平時稍微大一點，藉以刺激小腿肌肉活潑運動，
促進血液循環。大約散步 30 分鐘即可。

就好，可說是最輕鬆不費力的預防手段。

　有的人為達到雕塑曲線的美容功效，晚上穿著彈性
襪睡覺。但是對於想要預防夜間多尿的人來說，這樣
的做法並不合適。請記得，彈性襪穿到傍晚就應該脫
下來。

如果一般市售產品效果不佳，請諮詢泌尿科購買醫療級專用彈性襪

筆者建議大家盡可能在醫療院所購買醫療級彈性襪，不過初次嘗試者，可以先就近諮詢藥妝店，了解一般市售的產品。

市售彈性襪很多是為美容功效而設計，請選擇特別標示有「預防水腫」、「促進血液循環」的款式，才符合我們的使用目的。有的彈性襪是露腳趾的款式，考慮到腳趾也是水分容易滯留的部位，所以請選擇完全包覆腳趾的設計款式。

穿彈性襪不是越緊越好，加壓係數過大，反而可能壓迫組織造成血液循環不良。當你感到束太緊人不舒服時，請毫不猶豫地脫掉它，另選擇加壓係數較小的產品，或是減少穿著時間。

醫療院所在確定求診者有夜間多尿症狀之後，會針對其使用需求，挑選出適合的加壓係數與尺寸的「醫用輔助襪 *」，使用效果應該會更理想。日本市面上雖然也能夠買到被列為「一般醫療器材」的彈性襪，但是當你感覺不到使用效果時，建議還是跑一趟泌尿科，諮詢專業醫師比較穩妥。

---

* 譯注：根據台灣相關法規，這類產品屬於醫療器材，包裝上應載明醫療器材許可證字號。

認識彈性襪

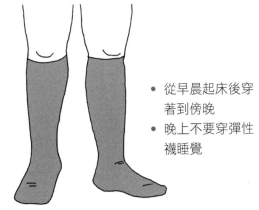

- 市售針對預防水腫設計的高筒型彈性襪
- 完全包覆到腳趾

- 從早晨起床後穿著到傍晚
- 晚上不要穿彈性襪睡覺

彈性襪不同於一般絲襪，其本身具有強力的加壓效果，建議穿著及膝的高筒型。

腿部水腫也可能是疾病的徵兆

　　必須特別留意的是，腿部水腫如果伴隨有發熱、左右腿水腫程度明顯大小不一，或是早晨起床後水腫未見改善的情況，應疑似有血管炎、血栓等隱藏的疾病。

　　糖尿病患者因為末梢神經功能障礙，腳趾頭對痛感和壓力比較遲鈍，穿著過緊的彈性襪時，即使加壓過度引發血液循環障礙，本人也不容易察覺，請務必留心。總之，有這些健康問題的人都請先諮詢專業醫師，一切謹慎為上。

09

夜間多尿引發的夜間頻尿，
是否有藥物可用？

夜間多尿引發的夜間頻尿，向來缺乏有效的治療藥物，直到2019年，一款名為「去氨加壓素」（Desmopressin，英文商品名 Minirin Melt*）被核可為日本保險給付藥物。

這一藥物與人體的抗利尿荷爾蒙有相同的作用，對於因為上年紀等原因，導致抗利尿荷爾蒙分泌減少，夜間變得多尿的人來說，具有一定的治療效果。

不過這是一款處方用藥，必須由泌尿科醫師診斷後使用。不但如此，該藥物有可能引發低鈉血症等合併症，必須小心使用。

「去氨加壓素」的臨床實驗報告顯示，該藥物對女性並無明確的效果，因此現階段只適用於男性。因為不適用於治療女性的夜間多尿，所以醫生有時會開利尿劑給女性患者使用。

---

* 譯注：中文商品名為「迷你寧凍晶口溶錠」。

只是，日本的國民健康保險對於利尿劑使用在治療夜間頻尿是不予給付的，因此必須自費購買。

治療男性攝護腺肥大的有效藥物

醫生對於男性病患的攝護腺肥大，通常會開立適用的治療藥物。攝護腺肥大可能引發各種症狀，夜間頻尿之外，還有「殘尿感」「排尿不順」等，但是現階段的治療藥物對於夜間頻尿的效果有限。

儘管如此，對於每天夜裡必須起床如廁 2 次以上的病患來說，藥物作用仍然可以達到 1 星期當中有 2 ～ 3 天減少到夜尿 1 次的效果。

至於夜間頻尿以外的泌尿道症狀，治療也能夠做到一定程度的改善，為患者減輕一部分的生理和心理負擔。

總之，引發夜間頻尿的原因如果是夜間多尿，可首先嘗試簡單的自我調理，在力所能及的範圍之內，輕鬆挑戰傍晚的「抬腳休息」和「散步運動」，加上白天穿著彈性襪，為自己化解夜間多尿的困擾。

10

攝護腺肥大與膀胱過動，
是引發蓄尿障礙的主因

以下針對夜間頻尿的主要原因之一「蓄尿障礙」加以說明。

「蓄尿障礙」是指「膀胱無法充分發揮蓄尿功能」，如果發生在男性身上，應首先考慮攝護腺肥大的可能。攝護腺環繞在膀胱出口接合尿道的位置，攝護腺腫大時，會壓迫尿道、刺激膀胱，表現症狀為排尿不順、排尿次數變多、還沒來得及如廁就中途漏尿、殘尿感揮之不去等（參照第 47 頁圖）。

根據推估，日本 55 歲以上男性罹患攝護腺肥大的人口約占兩成，至少高達 400 萬人（PROGRESS IN MEDICINE. 2008; 28(6): 1419-1423.）。這就相當於 55 歲以上男性，每 5 人當中就有 1 人有攝護腺肥大問題。

然而，根據日本厚生勞働省的調查，因為攝護腺肥大實際接受治療的男性，僅有 47 萬人（厚生勞働省「平成 29 年患者調查」）。換句話說，將近九成的攝護

腺肥大患者，在未接受治療的狀態下，獨自隱忍著不適，默默過日子。

膀胱過動也可能是引發夜間頻尿的原因

攝護腺肥大到了一定程度會刺激膀胱，導致膀胱過動，強烈尿意無預警地說來就來。雖然說膀胱過動是造成女性蓄尿障礙的典型疾病，但其實男性因為攝護腺肥大的影響，導致膀胱過動者並不在少數。

女性罹患膀胱過動症，與上年紀以後女性荷爾蒙分泌不足也有關係。女性荷爾蒙能賦予尿道及其周邊肌肉彈性，一旦女性荷爾蒙減少，控制排尿動作的骨盆底肌群容易鬆弛無力，鎖不住膀胱出口和尿道，這些都可能導致膀胱過動。

根據日本排尿機能學會調查，日本 40 歲以上男女約有 12% 出現膀胱過動症狀。罹患膀胱過動症的人，只要膀胱稍微有尿就感到尿急，而且經常憋不住尿，有時還沒來得及坐上馬桶，尿水就不聽使喚地漏出來。除了夜間頻尿，有上述症狀者，罹患膀胱過動症的可能性極大。

11

治療蓄尿障礙的藥物對夜間頻尿也有效？

夜間頻尿如果是因為蓄尿障礙引起，治療重點就要放在導致蓄尿障礙的攝護腺肥大和膀胱過動症。

常用來治療攝護腺肥大的藥物有兩大類，一類是「甲型交感神經阻斷劑」（α1-blocker），包括「坦索羅辛」（Tamsulosin，英文商品名 Harnalidge）、「西羅多辛」（Silodosin，英文商品名 Urief）等，一類是「PDE5（第五型磷酸二酯酶）阻斷劑」，例如「他達拉非」（Tadalafil，英文商品名 Cialis 等）。

「甲型交感神經阻斷劑」用來放鬆攝護腺和膀胱出口，以及尿道肌肉，幫助順利排尿。PDE5 阻斷劑的作用機轉則是擴張尿道、促進排尿順暢，因為能夠同時放鬆攝護腺及尿道肌肉，因此有改善血液循環的作用。

必須注意的是，正在服用硝酸甘油藥物（例如 Nitrostat，中文名稱耐絞寧錠）的病人，切勿使用 PDE5 阻斷劑。硝酸甘油是心臟病患的急救藥物，主

要用於急性心絞痛發作時的舌下含片。

膀胱過動症的治療用藥以「抗膽鹼藥物」與「β3 腎上腺受體促效劑」為主。抗膽鹼藥物用來抑制膀胱肌肉過度收縮，緩解急迫的尿意。β3 腎上腺受體促效劑則是刺激膀胱壁上的 β3 腎上腺受體，促使膀胱肌肉放鬆，增加儲尿量。臨床上也將二者合併使用。

有攝護腺肥大問題的患者，若是服用攝護腺肥大治療藥物仍不見改善時，醫生也可能追加使用「抗膽鹼類藥物」或「β3 腎上腺受體促效劑」。

使用藥物之外，應調整日常生活習慣和水分的攝取方式

攝護腺肥大和膀胱過動的治療藥物對於改善夜間頻尿的效果雖然有限，但是對於蓄尿功能不彰卻有全面減輕症狀的良好作用。夜間多尿的患者在接受藥物治療之外，還必須改善自己的日常生活習慣，例如白天穿著彈性襪、調整水分和鹽分的攝取方式等。

膀胱過動症患者在家做「凱格爾運動」（參照第 51 頁）、「膀胱訓練」（參照第 52 頁），也能改善症狀。夜間頻尿的原因如果是蓄尿障礙引起，請務必一試。

12

治療潛藏在睡眠障礙背後的疾病，也能同時改善夜間頻尿？

　　接下來說明誘發夜間頻尿的另一項原因「睡眠障礙」。正如同稍早前曾說明，睡眠淺的人半夜轉醒，容易誤以為「自己是被尿意喚醒」。

　　導致睡眠障礙的代表性疾病首推「睡眠呼吸中止症候群」、「不寧腿症候群」、「週期性四肢運動障礙」三種，《夜間頻尿診療指引　第二版》也將它們列為夜間頻尿的危險因子。讀者當中如果有人出現上述睡眠障礙症狀，請先尋求睡眠專科醫師的協助。

　　臨床上確實見到有些夜間頻尿患者，在確診為「睡眠呼吸中止症候群」，開始接受「CPAP 治療」（Continuous positive airway pressure，持續性正壓呼吸器治療），夜間可以熟睡後，夜間頻尿也跟著痊癒了。CPAP 治療是讓患者裝戴口鼻面罩，機器裝置由此持續輸送加壓的空氣，藉此擴張氣管，防止氣道阻塞，預防睡眠當中發生呼吸中止。

　　「不寧腿症候群」和「週期性四肢運動障礙」基本

導致睡眠障礙的代表性疾病

①**睡眠呼吸中止症候群**
　鼾聲如雷當中，呼吸突然暫時中斷

②**不寧腿症候群**
　感覺腿腳上彷彿有蟲蟻在爬的瘙癢不適感

③**週期性四肢運動障礙**
　睡眠當中，腳趾、腳踝、膝蓋的不自主活動

上都是採用藥物治療，有的病患在控制咖啡因或酒精的攝取、補充不足的鐵質，以及禁菸等努力下，也可以見到症狀減輕。

失眠、憂鬱也是可能的原因

　「入睡不到 3 小時就得起床噓噓」、「夜裡起床尿尿以後，輾轉反側 1 個多小時仍睡不著」……類似以上症狀，有可能是失眠、憂鬱引發的淺眠。反過來說，整個晚上頻頻被尿意打斷睡眠，夜夜睡不安枕的折磨，也可能令人在不自覺間陷入失眠、憂鬱的低潮，這是我們可能忽略的惡性循環。

13

水分攝取過量的人應少喝一點水？

夜間頻尿與生活習慣病息息相關。關於高血壓、糖尿病如何影響夜間頻尿，本章在稍早前已經說明。

除了既成事實的生活習慣病之外，許多我們習以為常的小習慣，也可能引發夜間頻尿，最常見的就是水分攝取過量。

近來，民眾的保健意識抬頭，有的1天飲水2公升，以此預防脫水引發腦梗塞和心肌梗塞。喝下這麼多水，尿量難免增多，很可能帶來夜間頻尿的後果，倘若如此，就要控制自己的飲水量了。

1 天應該喝多少水才算適量？

究竟每天喝多少水才算適量呢？每個人的條件千差萬別，很難一概而論，大致上來說，

「每公斤體重 20～25 毫升」會是一個公約數。以此換算，體重 70 公斤的人，1 天飲用 1400～1750 毫升的水、體重 60 公斤的人，1 天飲用 1200～1500 毫升的水即可。

受夜間頻尿困擾的人，1 天飲水 1500 毫升應該足夠。這個飲水量的計算，是指扣除食物以外的水分攝取量，因此不只是白開水，還包括茶水、清涼飲料、酒精飲料等。值得注意的是，高溫的夏天或從事體能運動，都令人汗流浹背，必須酌情增加飲水量，以避免脫水釀成危險。

有的夜間頻尿患者，自認為「我向來喝水不多」，但是記錄排尿日誌以後，才知道自己 1 天排尿多達 2 公升。事實上，正常人體 1 天排尿量與水分攝取量是相當的，所以 1 天排尿 2 公升，就表示相對攝取了 2 公升左右的水分。建議不妨適度減少 500 毫升的飲水，或許可改善夜間頻尿症狀。

傍晚以後控制咖啡因攝取量

飲水的時間也是有講究的，1 天 1.5 公升的飲水量並非想喝就喝。為減少夜間製造尿量，傍晚以後盡量少喝有利尿作用的含咖啡因飲料，例如綠茶、紅茶、咖啡等。此外，咖啡因也會妨礙深度睡眠，讓人稍有尿意就醒來，很可能加重夜間頻尿症狀惡化。

含咖啡因飲料適合在早上或中午飲用，傍晚以後，如果茶癮或咖啡癮犯了，可用不含咖啡因的大麥茶或南非國寶茶（Rooibos Tea）取代，也可以考慮改喝不含咖啡因的咖啡，但仍然要控制飲用量才好。

攝取酒精、蔬菜、水果也有要領

啤酒等酒精飲料同樣有利尿作用，喝下這類利尿的飲料，排出尿量會多過攝取量。所以說，有夜間頻尿的人應避免晚酌。如果真的非喝不可，建議在就寢前的 4～5 小時打烊收場，並且淺嚐即止，避免喝開了以後，半夜還得付出無法安眠的代價。

此外，晚酌的下酒菜通常偏鹹，鹽分吃多了，身體為排除血液中過量的鈉鹽，還得增加排尿量，以便將多餘的血鈉帶出體外。

所以說，攝取酒精很可能從兩方面造成夜間頻尿症狀惡化，貪杯的夜間頻尿患者必須牢記在心，時時自我警惕。

蔬菜水果的食用習慣則常常成為預防夜間頻尿的盲點。由於蔬果類水分含量多，入夜後的晚餐食用生菜沙拉，或是以水果做為點心，難免增加夜間尿量，破壞睡眠品質。因此，生菜沙拉和水果還是在早餐或午餐享用較為理想。

減少夜間頻尿的飲水重點

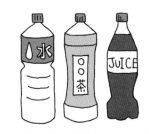

一日的水分攝取量以 1.5 公升為宜
（扣除食物以外的水分都列入計算）

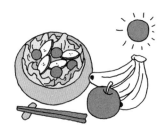

沙拉、水果等含水多的食物盡量在白天享用
（不宜在晚餐或夜間食用）

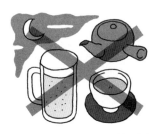

傍晚以後盡量不攝取含咖啡因飲料和酒精飲料

14

鹽分攝取過量也會令人夜間多尿？

平日總是吃太鹹，不僅有可能引發高血壓等生活習慣病，還是誘發夜間頻尿的可能推手。這是因為身體試圖排除血液中過多的鈉鹽，只得製造更多尿液，以便將鹽分隨著尿液排出去。

根據日本厚生勞働省的指引內容，一般成人的每日食鹽攝取量是男性 7.5 公克以下，女性 6.5 公克以下；然而，實際的國民每日食鹽平均攝取量卻是男性 11 公克、女性 9.3 公克，可說是超量很大。

很多人或許感到困惑：「我怎麼知道自己每天吃進多少鹽巴呢？」為方便大家掌握基本概念，我們可以這樣大致評估：市售的便當和餐廳外食，口味普遍偏重，所以食用超商或超市的熟食、便當，不感覺調味太重的人，很可能平時已經習慣攝取過多鹽分。

想為生活減鹽，建議平日盡量不外食，並減少食用加工食品。餐餐在自家開伙當然不是件容易的事，如果非得外食不可，購買時請務必養成閱讀外包裝成分標示的習慣。根據法規，廠商必須在食品外包裝的貼

減少夜間頻尿的鹽分攝取要點

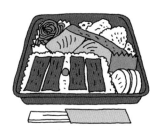

不感覺市售熟食或加工食品調味太重的人，平日可能已經習慣重口味

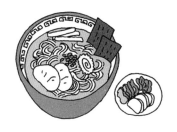

減少食用醃漬物、鹽漬品、味噌、火鍋、拉麵等。湯汁不要全部喝光

標上標示「食鹽（鈉）含量」，有些熟菜的鈉含量動輒超出一日的建議攝取上限，可不能不留意啊！

此外，醃漬物、鹽漬品、味噌、火鍋、拉麵等，都是鹽分偏高的食材或料理，必須節制攝取。三餐裡的湯湯水水也是水分，用餐時不喝湯，或是盡量在白天喝，也是飲食上必須注意的重點。

第 3 章

令男性坐立難安的
攝護腺肥大有解方？

近藤幸尋 教授

- 日本醫科大學附屬病院副院長泌尿科部長
- 1985 年畢業於日本醫科大學
- 1992 年，美國匹茲堡大學醫學院藥理學教室助理研究員
- 2000 年，日本醫科大學醫學部泌尿器科學教室助理教授
- 2009 年，日本醫科大學醫學部泌尿器科學教室泌尿科教授、
  日本醫科大學附屬病院泌尿科部長

男人才有的「攝護腺」，
究竟是什麼樣的器官？

　　翻開本書，從頭開始閱讀到這一章的讀者，應該已經知道，男性的排尿問題幾乎與「攝護腺」脫不了關係。

　　多數人都知曉攝護腺是男人才有的器官，但是一被問到「攝護腺是個什麼樣的器官？」，恐怕就不是人人能夠回答了。

　　無論你是否能夠回答這個問題，都請容我在此先為大家介紹「攝護腺是個什麼樣的器官」。

攝護腺是生殖器官的一部分

　　攝護腺是男性才有的生殖器官。同樣都是生殖器官，陰莖、睪丸（精巢）是肉眼可見、手可以觸摸到的器官，攝護腺卻十分隱密，它被保護在下腹部的深處、膀胱的正下方，從肚皮外面是看不見、摸不著的。

　　男性的尿道自膀胱延伸到陰莖，攝護腺正好就環繞在膀胱與尿道的接合處，大小如同一顆胡桃或栗子。

男性才有的攝護腺

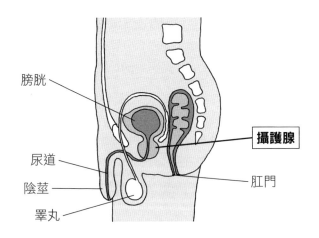

膀胱

攝護腺

尿道

陰莖

睪丸

肛門

更具體的說，一般成年男性的攝護腺體積大約 20 毫升。

　攝護腺的功能在分泌「攝護腺液」，這是精液裡的一部分成分，內含蛋白質分解酵素，用來溶解精子周邊的蛋白質，促進精子的活化。不僅如此，在精子進入女性的生殖器官時，攝護腺液也有保護精子的作用。

攝護腺肥大是男性荷爾蒙減少的緣故？

　　男人到了 40、50 歲左右，開始出現攝護腺肥大問題。攝護腺肥大的原因至今不明，一般認為除了上年紀的老化之外，體內荷爾蒙不平衡也是一大因素。

　　男性荷爾蒙裡的睪固酮濃度，在男性 20 ～ 30 歲之間達到最高峰，之後便逐漸遞減，與此相對的是女性荷爾蒙濃度開始上升，直到體內的性荷爾蒙失去平衡，促發了攝護腺腫大。攝護腺可能腫大至何種程度呢？臨床所見，從原本的 20 毫升腫大至 30 毫升、50 毫升都稀鬆平常，有的甚至可以大到 100 ～ 200 毫升。

當排尿力道減弱，症狀也會隨之出現

　　逐漸腫大的攝護腺會壓迫到它所環繞的尿道，尿道有如被壓扁的水管那樣，內部管徑變小，造成各種排尿障礙。攝護腺肥大引發的症狀，就是「攝護腺肥大症」，右頁是常見的症狀一覽。

　　攝護腺肥大未必都有症狀表現，例如，雖然腫大的攝腺壓迫尿道變得狹窄，但只要膀胱的收縮力道或擠

攝護腺肥大的主要症狀

【蓄尿症狀】
- 頻尿（從早上起床到夜間就寢之前，排尿超過 8 次）
- 尿意迫切感（突然出現無法憋住的強烈尿意）
- 夜間頻尿（就寢後必須起床排尿 1 次以上）

【排尿症狀】
- 尿流細小無力
- 排尿中斷
- 尿流分岔
- 腹部使勁才能夠排出尿液

【排尿後症狀】
- 留有殘尿感
- 尿液無法一次排乾淨
- 排尿後滴尿（排尿後整裝完畢，卻出現尿滴殘留在內褲）

壓尿液排出的腹壓力道足夠強大，對排尿有可能不構成影響。相反的，有的人攝護腺腫大其實並不嚴重，卻出現排尿的困擾。

所以說，上年紀的男性排尿不順，攝護腺肥大並非唯一原因，膀胱等泌尿相關器官逼尿力道減弱，也容易造成排尿問題。

攝護腺肥大症也會引發 PSA 指數上升嗎？

我們無法隔著肚皮用肉眼判斷攝護腺是否腫大，因此當排尿出現上一頁所列出疑似攝護腺肥大的症狀，而前往泌尿科就診時，醫生會要求患者接受診查，確診為攝護腺肥大以後，再根據病情做適切的治療。

我會建議病患定期接受 PSA 檢查，以便追蹤攝護腺肥大的病情進展。什麼是 PSA 呢？攝護腺分泌的攝護腺液，是精液裡的部分成分，而 PSA 就是攝護腺液當中所含的一種蛋白質，中文名稱為「攝護腺特異抗原」（Prostate Specific Antigen）。

罹患攝護腺癌的病人，血液中會檢測出偏高的 PSA 指數，所以它就成為血液篩檢攝護腺癌的腫瘤標記。

PSA 除了出現於攝護腺癌患者的血液中，攝護腺肥大或發炎時，PSA 指數也會偏高。攝護腺炎的患者把發炎治好以後，PSA 指數即可恢復正常。

PSA 也用於追蹤攝護腺肥大的病情發展，其基準值依年齡不同，目前普遍適用的判定基準以「4.0ng/ml

男性才有的攝護腺

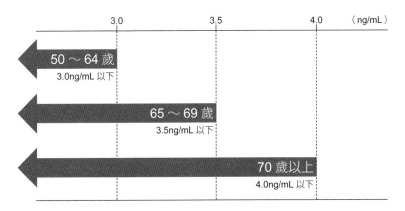

| | 3.0 | 3.5 | 4.0 | （ng/mL） |

50 ～ 64 歲
3.0ng/mL 以下

65 ～ 69 歲
3.5ng/mL 以下

70 歲以上
4.0ng/mL 以下

參考日本泌尿器科學會編著之《前立腺がん檢診ガイドライン 2018 年版》製作圖表。

以上」為疑似異常。攝護腺肥大者的 PSA 指數，大致會逐漸上升至「3.0 ng/ml」左右。

「4.0 ～ 10.0 ng/ml」被視為灰色地帶，可疑似為攝護腺肥大或攝護腺癌；接近或進入這一灰色地帶指數者，宜半年接受一次 PSA 檢測，一旦確診攝護腺癌，可早期發現、早期治療。

如何自診攝護腺肥大症？

男性在 40 到 50 歲左右，攝護腺開始有腫大的跡象，一旦年過 50 歲，罹患攝護腺肥大的人口便急遽攀升，65 歲以後患者更是爆炸性成長。根據厚生勞動省發表的「平成 29 年患者調查」，日本 45 ～ 54 歲罹患攝護腺肥大的人口約 1 萬人，55 ～ 64 歲約 4 萬人，65 歲以上暴增 10 多倍，來到 41 萬 9 千人。

男性如果有排尿困擾，請至泌尿科接受醫師檢診，確認有無攝護腺肥大問題，倘若確診是攝護腺肥大，目前的醫療水準足以協助病人獲得滿意的治療。

而在實際求助醫生之前，民眾其實可以從困擾自己的泌尿症狀，以及症狀的發生頻率等線索，在家先行自我評估罹患攝護腺肥大的可能性。右頁是日本泌尿科醫師問診時使用的「國際攝護腺肥大症狀評量表」（International Prostate Symptom Score，簡稱 IPSS）。

有興趣的男性讀者請回答這 7 道關於排尿症狀和發生頻率的提問，然後加總得分。

國際攝護腺肥大症狀評量表（IPSS）

以下症狀的發生頻率有多少？	從未發生	每5次小便當中不足1次	每2次小便當中不足1次	每2次小便當中大約1次	每2次小便當中多過1次	幾乎每次小便都如此
過去1個月裡，小便之後仍感覺膀胱裡的尿液並未完全排盡？	0	1	2	3	4	5
過去1個月裡，小便之後的2個小時內又想再解尿的發生頻率？	0	1	2	3	4	5
過去1個月裡，小便時尿流斷斷續續的發生頻率？	0	1	2	3	4	5
過去1個月裡，感到憋不住尿的發生頻率？	0	1	2	3	4	5
過去1個月裡，感到排尿無力、尿流很弱的頻率？	0	1	2	3	4	5
過去1個月裡，感覺一開始解尿時，必須用力逼尿才能夠排出的頻率？	0	1	2	3	4	5
過去1個月裡，自夜間就寢到早上起床為止的小便次數？	0次	1次	2次	3次	4次	5次
	0	1	2	3	4	5

QOL 評分（IPSS-QOL）

	十分滿意	滿意	大致滿意	不好不壞	稍微不滿意	不滿意	非常不滿意
你對自己目前排尿狀況的滿意程度？	0	1	2	3	4	5	6

IPSS 共有 7 大題，根據答題得分加總的結果，累積得分 0～7 分屬於輕症，8～19 分為中等症狀，20 分以上為重症。

有些醫療機構會在 IPSS 之外，又使用 QOL 評分（即 Quality of Life，為「生活品質」的縮寫），QOL 評分是用來確認本人對自己的排尿品質滿意度，藉此評估排尿狀況對生活品質的影響程度，由患者根據自己的主觀感受做 7 個等級的評分。

QOL 評分得分 0 或 1 者為輕症，2、3、4 分者為中等症狀，5、6 分者可判定為重症。

攝護腺肥大屬於一種「置之不理將會大幅傷害生活品質」的疾病。如果從 IPSS 評分得知可能罹患攝護腺肥大，本人也感受到生活品質受影響，請尋求泌尿科醫師的問診與檢診協助。

由尿液檢查與超音波檢查可判斷重症度

因為排尿困擾至泌尿科諮詢，醫生會先從問診開始，根據 IPSS 等的評估，判斷排尿困擾是否為攝護腺肥大引起，同時評估症狀的輕重程度，然後現場檢查攝護腺肥大的實際狀況。攝護腺肥大的主要檢查流程大致就是如此。

超音波檢查除可確知攝護腺的大小，也能夠測得膀

攝護腺肥大的主要檢查項目

尿液檢查 ·············· 確定有無蛋白尿、潛血、細菌感染等

尿沉渣檢查 ············· 尿液檢查出現異常時,進一步做尿液
離心後的沉澱物檢查,檢驗其中的紅
血球、白血球、細胞、細菌等成分的
種類和數量

肛門指診 ·············· 手指從肛門進入直腸,間接透過直腸
壁觸摸攝護腺,確認其大小、形狀、
硬度等

超音波檢查 ············· 由腹部超音波檢查可以測知攝護腺的
大小,以及膀胱內的殘尿量

尿動力學檢查 ·········· 測量排尿的尿勢(每秒尿流量、最大
尿流率)

殘尿測定檢查 ·········· 排尿後,利用導管等工具測量膀胱裡
的殘尿量

PSA 檢查 ············· 血液檢查如發現有攝護腺癌時,追加
PSA(攝護腺特異抗原)檢測

胱的殘尿量。雖然透過膀胱導管可以準確測知殘尿
量,但多數時候,醫生寧可選擇對患者身體影響較小
的非侵入性超音波影像學檢查。

常見加重攝護腺肥大病情惡化的三種狀況

　　攝護腺肥大症如果置之不理，有可能釀成解不出尿的「閉尿」危機。

　　閉尿的初期，雖然還能夠排出少量尿液，但是膀胱裡始終留有殘餘的尿，導致殘尿感與尿流變小，尿勢也越來越弱，嚴重時甚至會傷害腎功能，引發重大合併症。

　　而當病情發展至完全排不出尿時，滯留的尿液會脹滿膀胱，導致下腹部劇烈疼痛，必須採取緊急處理，動用導管從尿道進入膀胱，將積滯的尿液導出來。

　　有些病患的病情雖然已經嚴重到閉尿的地步，本人卻渾然不覺，放任其繼續惡化。以下列出臨床最常見的三種狀況。

　　閉尿會引發疼痛令人警覺，但是不少高齡長者對殘尿造成的疼痛已經習以為常。

　　糖尿病又有攝護腺肥大的病患也要注意，糖尿病因為血液中的糖分濃度過高，招致各種合併症狀，全身

常見導致攝護腺肥大病情惡化的三種狀況

① 高齡	② 糖尿病	③ 飲酒、服藥
高齡長者對疼痛感覺較為遲鈍，自覺到不對勁時，病情恐已惡化到相當程度	高血糖造成排尿相關神經病變，對尿意遲鈍難覺察，以致損害排尿機能	酒精或藥物的作用可能妨礙排尿機能正常運作

都處在病變之中，連同掌管排尿功能的神經也使不上力，器官逼尿的力道薄弱，容易導致閉尿。這樣的狀態持續 5 年、10 年，尿液往上逆流至膀胱的上游，也就是腎臟，可能惡化為「水腎症」。

此外，因為攝護腺肥大而排尿困難的人，飲酒和服用感冒藥時尤其要謹慎。酒精除了利尿作用，還會放鬆排尿相關肌肉，導致膀胱、尿道收縮力下降。而感冒藥裡的抗組織胺等成分，不僅抑制鼻水、咳嗽，藥效，也同時作用於自律神經，也可能造成攝護腺肥大患者閉尿。

06

攝護腺肥大症有哪些治療藥物可以使用？

如果已確診為罹患攝護腺肥大，並且造成患者日常生活上的困擾，醫生會建議病人積極接受治療。

治療攝護腺肥大，最初會先從使用藥物開始。對於明顯尿勢弱、腹部不使勁就無法排尿的患者，目前的主流用藥是「甲型交感神經阻斷劑」，視情況配合使用「5α 還原酶阻斷劑」。「甲型交感神經阻斷劑」可放鬆攝護腺和尿道的肌肉緊繃，促進排尿順暢；「5α 還原酶阻斷劑」用來抑制男性荷爾蒙的影響，縮小腫大的攝護腺。

最廣泛使用的甲型交感神經阻斷劑，藥效作用於膀胱出口連接尿道部位的「α1 受體」，鬆開這個部位，讓變狹窄的尿道擴張開來，有助於降低尿液通過時的阻力，排空殘尿。

由於其藥效幾乎是立竿見影，因此收到許多來自病患的正面反饋，像是「用藥 3 ～ 4 天後，排尿明顯感到輕鬆」、「夜尿減少到只剩 1 次」，都說明使用者很

治療攝護腺肥大的主要用藥

【甲型交感神經阻斷劑】
阻斷 α1 交感神經受體的作用，藉以鬆弛緊繃的攝護腺和尿道，改善尿液流速
- Tamsulosin（主要商品名：Harnal）
- Silodosin（主要商品名：Urief）
- Naftopidil（主要商品名：Flivas）等

【5α 還原酶阻斷劑】
阻斷男性荷爾蒙睪固酮的合成，藉以縮小腫大的攝護腺
- Dutasteride（主要商品名：Avolve）

【PDE5 阻斷劑】
阻斷第五型磷酸二酯（PDE5）酵素的作用，藉以擴張血管、緩解排尿相關肌肉的緊繃
- Tadalafil（主要商品名：Zalutia）

快能感受到藥物的功效，也是這類藥物的特徵。

　傳統的抗男性荷爾蒙藥物具有抑制睪固酮的作用，容易造成性慾低下、勃起功能障礙（ED）、射精障礙等性功能障礙，甚至引發肌肉無力、憂鬱等副作用。如今臨床上已經改用副作用較少的 5α 還原酶阻斷劑。

用來放鬆排尿相關肌肉緊繃的藥物，還有「PDE5阻斷劑」。這類藥物當初是為了治療勃起功能障礙而開發，現在用於治療攝護腺肥大引起的排尿功能障礙，作用是擴張血管，促進攝護腺和尿道血流順暢，放鬆肌肉緊張，藉以通暢尿流。

與治療勃起功能障礙使用同類藥物

PDE5 阻斷劑的「Zalutia」（譯按：日本新藥公司製造，屬於日本處方藥），和治療勃起功能障礙的「Cialis」（中文商品名：犀利士）為相同成分藥物。

不過，凡是藥物難免有副作用，使用這類藥物也要當心以下的副作用傷害：「甲型交感神經阻斷劑」依藥廠不同，有些會引發姿勢性低血壓（坐起或站起身時，因為血壓低造成眩暈）、頭重腳輕、頭暈目眩、射精功能障礙等副作用。

而對於已有心肌梗塞等心臟病史，正在使用硝酸甘油或一氧化氮（NO）之類的藥物者，則不得服用「PDE5 阻斷劑」。

頻尿或尿意迫切感等蓄尿功能障礙症狀強烈者，可能合併有膀胱過動症，可視狀況使用「抗膽鹼藥物」來抑制膀胱肌肉過度收縮，或使用放鬆膀胱肌肉的「β3- 腎上腺受體促效劑」等。

臨床上可以見到一部分疑似攝護腺肥大的求診者，診療後確定並未有攝護腺問題，醫護人員只是施以衛教，請他們稍微調整生活習慣，就改善了惱人的排尿問題。

調整白天的水分攝取量，就可能改善病情

　　這些生活上的衛教指導內容，不外乎從事適度運動、攝取營養均衡的飲食、戒菸、節制飲酒，對攝護腺肥大的人來說，飲水習慣尤其關鍵。炎炎夏日擔心缺水引起中暑，有些人會大量補充水分，結果半夜不停跑廁所尿尿。

　　每個人需要的水分不同，如果硬要取個平均值，不妨以「每公斤體重 20 ～ 25 毫升」計算。

　　例如，體重 70 公斤的人，1 天大約攝取水分 1400 ～ 1750 毫升；60 公斤的人，1 天大約攝取水分 1200 ～ 1500 毫升。這是指扣除進食以後的水分攝取量。

　　切莫小看飲水量的調整，有時候只是適度減少水分攝取，不勞任何藥物治療，就輕鬆克服了夜間頻尿的困擾。

攝護腺肥大何時該接受手術治療？有哪些手術選項？

當藥物治療攝護腺肥大效果不彰，或是患者想要在疾病的早期就盡快獲得治癒，可以考慮接受攝護腺切除手術。

治療攝護腺肥大的外科手術，主要有「TURP（Transurethral resection of prostate，經尿道電刀攝護腺刮除術）」、「TUEB（Transurethral enucleation with bipolar，經尿道雙極電刀攝護腺剝離術）」、「PVP（Photoselective Vaporization of Prostate，綠光雷射攝護腺汽化術）」三類，都是以內視鏡進入尿道施行手術。

利用電刀或雷射削切攝護腺

TURP 使用內視鏡電刀，一片片刮除攝護腺組織，也是傳統的外科術式。考慮到攝護腺如果腫大到一定程度，需要較長的組織刮除時間，出血量也會變多，所以手術風險較大的高齡長者，或是因為心臟病、腦

治療攝護腺肥大的主要術式

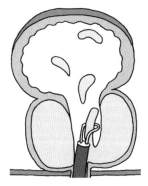

TURP：使用電刀削切
攝護腺組織

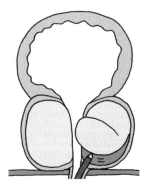

TUEB：使用雷射或電
刀剝離攝護腺組織

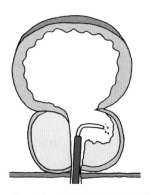

PVP：使用特殊雷射氣化攝護腺組織

中風而正在服用抗凝血劑的患者，宜採用其他出血量較少的術式。

TUEB 不同於傳統的組織削切式手術，而是採取組織剝離方式，可分為使用雷射的「經尿道鈥雷射（HoLEP）攝護腺剝離術」，以及使用電刀的「經尿道雙極電刀攝護腺剝離術」。

TUEB 的出血量少，又可以乾淨的取出組織，對於攝護腺腫大到相當程度，難以用 TURP 解決的患者，不失為理想的選擇。

不過，該術式必須將剝離的攝護腺組織在膀胱內切碎之後引流出來，因此手術時間比傳統的 TURP 長。

PVP 則是利用特殊的綠光雷射，汽化掉多餘的攝護腺組織，重新打開被壓迫窄化的尿道。由於出血量少，即使是服用抗血栓藥物的病人也可以接受。

必須注意的是，由於攝護腺組織在手術中直接汽化，所以無法像其他術式那樣，將取下的組織檢體送驗，確認其中有無癌細胞。因此，在 PSA 檢查出疑似有攝護腺癌的患者，應接受攝護腺穿刺活檢（譯按：即攝護腺穿刺檢查），經由組織切片判讀，確認是否有癌細胞。

如今普遍年過七旬後，才接受外科手術治療

正如同稍早前所言，攝護腺肥大的治療選項越來越多樣化。過去常見男性一過 60 歲，就必須動手術處理攝護腺肥大症，如今隨著治療藥物的不斷開發和進化，現在的 60 歲世代男性多半只須採取保守的藥物治療，持續追蹤觀察，直到年過 70 多歲，而且多半是 75 歲以後，才必須接受外科手術處理。

雖說服用藥物有一定效果，但是隨著年歲增長的自然老化，攝護腺繼續腫大，排尿相關肌肉的活力卻逐年下降，終於還是到了非開刀不可的階段。

有些年長的患者在開刀後重新體會年輕時強有力的排尿快感，甚至後悔沒有早一點接受手術治療。

攝護腺肥大的治療，必須根據排尿症狀對生活、工作造成的影響程度，加上患者本人對病情改善程度的期待，同時考慮其年齡與健康狀況（有無其他疾病在身）等多重因素，經過通盤評估後，選擇最符合病患條件的治療選項。有需要的民眾，請與自己的專科主治醫師詳細討論再做決定。

08

排尿困擾有可能是來自攝護腺癌的惡化發展

本章截至目前，討論的都是男性特有的器官「攝護腺」，其結構、功能以及良性腫大引發的一連串症狀表現。

接下來我們要談的是「攝護腺癌」。

根據 2018 年的日本全國統計，該年度確診罹患攝護腺癌的人數是 9 萬 2 千人，為男性癌症發生率第 1 名。

所幸和其他癌症相比，攝護腺癌是一種進展緩慢的惡性腫瘤，確診後的 5 年存活率高達 99% 以上，死亡率並不高。

儘管如此，並非所有的攝護腺癌都是龜速發展，其中有二～三成的「進度」比別人快。

攝護腺肥大常伴隨有頻尿、殘尿感等排尿問題，但是攝護腺癌初期幾乎不會有自覺症狀。

攝護腺肥大發生在攝護腺環繞尿道的緊鄰部位（解剖學上稱為「內腺」），一旦壓迫尿道便引起連串的排尿困擾。

攝護腺癌惡化引發排尿困難

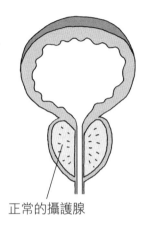

正常的攝護腺

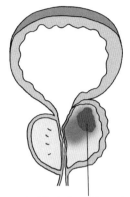

攝護腺癌腫瘤壓迫尿道

攝護腺癌則主要發生在未緊鄰尿道的部位（解剖學上稱為「外腺」），所以惡性腫瘤尚未發展到壓迫尿道之前，患者幾乎不會有自覺症狀。

這就是為什麼臨床上常見到因為排尿問題接受診察，意外發現攝護腺癌時，病期通常已經進展到相當程度。這時想要對癌細胞採取斬草除根式的「根治療法」，會有一定難度。

09

攝護腺癌的早期發現
首推 PSA 檢查

攝護腺肥大會表現出各種排尿障礙症狀,但攝護腺癌如果不是進展到相當程度,幾乎沒有症狀,所以定期接受 PSA 檢查,以便早期發現、早期治療,就十分重要。

男性年過 50 歲以後,攝護腺癌發生率升高,1 年定期接受 1 次 PSA 檢查並不為過。倘若 PSA 檢查結果未超出基準值,那麼延長至每 2 年做 1 次檢查也是可以的。

而在年過 60、70 歲以後,攝護腺癌的發病率更高,建議每年接受 1 次 PSA 檢查。萬一 PSA 數值介於「灰色區域」,就必須保持警覺,每隔數個月持續追蹤觀察。

50 歲以後的男性宜定期接受 PSA 檢查

有些民眾認為,「良性攝護腺肥大持續惡化,會轉變為攝護腺癌」,但這其實是天大的誤解。攝護腺肥

大與攝護腺癌是不相關的兩回事。臨床上，即使沒有攝護腺肥大，也可能罹患攝護腺癌，甚至兩種病症同時發生在一個人身上。

　　無論如何，疑似有攝護腺肥大症狀時，就應該求診泌尿科。筆者也要再次提醒，即使沒有排尿困擾，男性步入 50 歲以後，務必定期接受 PSA 檢查。

　　如果自己的父親兄弟有攝護腺癌病史，那麼不必等到 50 歲，40 多歲就可以開始做 PSA 檢查。

　　在日本，疑似有攝護腺癌而接受 PSA 檢查者，檢查費用由國民健康保險給付。如果是一般健康檢查的自選項目，做 1 次 PSA 檢查大約花費數千日圓，某些縣市自治體甚至核發預算，給予民眾免費篩檢服務。

10

診間的「穿刺檢查」和「直腸指診」是什麼樣的檢查呢？

PSA 檢查顯示疑似有攝護腺癌時，醫生會進一步為患者施行精密檢查。

在經過直腸指診、超音波檢查、MRI（核磁共振）檢查後，強烈懷疑可能罹癌時，必須以「穿刺檢查」，確認檢體組織裡是否真的有癌細胞。

直腸位在肛門的上方，醫生的手指由肛門進入直腸，可間接透過直腸壁觸摸到攝護腺的背面。

如今的 MRI、超音波等影像學檢查技術業已十分完備，腫瘤標記 PSA 的篩檢也廣為普及，為什麼還需要直腸指診這樣「土法」的檢查呢？

攝護腺癌患者接受 PSA 檢測，99% 會呈現高指數，卻有 1% 左右不會反映在 PSA 指數上。這種少見的病例，可經由直腸指診發現。

直腸指診不僅有助於發現攝護腺癌，也能夠有效評估攝護腺肥大症的可能性。

醫生以「肛門指診」診斷攝護腺病變

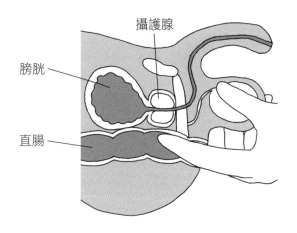

攝護腺

膀胱

直腸

採用「格里森分級」判定攝護腺癌的惡性度

臨床上對攝護腺癌的惡性度判定，目前採用「格里森分級（Gleason score）」，實際的做法是：

先進行穿刺檢查，採取攝護腺組織，在顯微鏡下觀察細胞病變的惡性度，並給予評分，評分等級從 1～5 分；然後將病變最多（面積最大）的得分，與病變第二多的得分相加，就是「格里森分級」的分數。

舉例來說，病變最多的是惡性度 3，第二多的是惡性度 4，合計為格里森分級得分 7 分。筆者將攝護腺癌的篩檢項目，分別列出如下頁所示。

篩檢攝護腺癌的主要檢查項目

【PSA 檢查】
血液採檢，判讀 PSA（攝護腺特異抗原）數值

PSA 基準值

- 50～64 歲 ⋯⋯⋯⋯ 3.0ng/ml 以下
- 65～69 歲 ⋯⋯⋯⋯ 3.5ng/ml 以下
- 70 歲以上 ⋯⋯⋯⋯ 4.0ng/ml 以下

【直腸（肛門）指診】
手指由肛門進入直腸，間接透過直腸壁觸摸到攝護腺，確認其大小、形狀、軟硬度等

【經直腸超音波檢查】
超音波探頭進入直腸，間接透過直腸壁取得攝護腺影像，觀察其大小、形狀

【MRI 影像學檢查】
取得攝護腺內部影像，判讀有無攝護腺癌，以及腫瘤的進展程度等

【穿刺檢查】
施以局部麻醉或腰椎麻醉，再以細針穿刺攝護腺，採取 10 個部位（10 針）以上的檢體組織，在顯微鏡下判讀檢體有無癌細胞，以及腫瘤細胞的惡性度

攝護腺癌發展可分為「侷限癌」、「浸潤癌」、「轉移癌」3 階段

經由 MRI（磁振造影）或 CT（電腦斷層攝影）等高級影像學檢查，可以知道攝護腺腫瘤的進展程度。

攝護腺癌的發展大致分為 3 階段，分別是癌細胞侷限於攝護腺內部的「侷限癌」、癌細胞侵犯至攝護腺外部和周圍的「浸潤癌」、癌細胞轉移到淋巴結或骨骼的「轉移癌」。

要確認癌細胞是否轉移，可以從 CT 檢查加以判斷。由於特定放射性物質會朝向有癌細胞轉移的骨頭部位集中，HMDP 檢查的原理就是利用特定放射性物質的這一特性，對是否出現骨骼癌轉移進行全身篩檢。

接受 HMDP 檢查時，必須先靜脈注射含特定放射性物質的藥劑，然後以特殊相機做全身攝影。因為該特定放射性物質會集中在發生癌細胞轉移的骨頭部位，醫師即可根據影像，判讀全身有無癌細胞的骨轉移。

關於攝護腺癌的治療，必須先經過上述篩檢，判斷癌腫瘤的發展期別與惡性度，並徵詢病患本身的期待和意願，做全面檢討以後，才能夠擬定合適的治療計畫。

11

攝護腺癌的「觀察療法」形同放棄治療？

　　攝護腺癌經診斷後，專科醫師研判病情發展程度和惡性度低，有可能建議病人採取「觀察療法」，也就是定期接受追蹤檢查、觀察病情變化。符合哪些條件的患者適合採用觀察療法呢？有興趣的讀者，可參考右頁列出的一般適用條件。

　　或許有人會說，「觀察療法不就是醫生什麼都不做，等同放棄治療」，但事實並非如此。觀察療法建議患者每 3 ～ 6 個月接受 PSA 檢查和直腸指診追蹤，每 1 ～ 3 年做 1 次穿刺檢查。臨床上有許多「格里森分級」在 6 分以下的病患，持續進行觀察療法 3 ～ 5 年，並未發現癌腫瘤惡化跡象。

觀察療法多用於 75 歲以上銀髮族

　　格里森分級得分如果超過 7 分，筆者會勸說病患積極接受治療，這麼做是有專業根據的。《攝護腺癌診療指引》明確指出，符合以下任一條件者，宜開始接受積極治療：

適用觀察療法的一般判斷條件

PSA 數值⋯⋯⋯⋯ 10.0 ng/ml 以下

進展分期⋯⋯⋯⋯ 原位侷限癌

惡性度⋯⋯⋯⋯⋯ 格里森分級（Gleason score）6 以下

陽性檢出⋯⋯⋯⋯ 1～2 針（穿刺檢查的總穿刺針數中，
　　　　　　　　　檢出癌細胞的針數）

參考日本泌尿器科學會出版之《前立腺癌診療ガイドライン 2016 年版》整理而成。

· 格里森分級達 7 分以上

· 陽性檢出 3 針以上（穿刺檢查的總穿刺針數中，檢出癌細胞針數達 3 針以上）

· 可見到癌腫瘤持續發展

　　事實上，目前選擇觀察療法的患者，仍以 75 歲以上的後高齡期病患占多數。相對較為年輕的 50、60 歲患者，因為預計平均餘命還有 20 年以上，所以對攝護腺癌的治療目標，多數傾向採取積極的根除治療，以便繼續回歸社會。

12

如今的攝護腺癌外科手術
以機械手臂支援為主流

　　初期攝護腺癌仍侷限於腺體內，所以對於勃起功能等性功能，以及排尿功能的影響低，可考慮採取相對保守的部分切除手術。

　　但是當惡性腫瘤引起嚴重頻尿、強烈的尿意迫切感等蓄尿症狀，暗示可能已經併發膀胱過動，這時可使用「抗膽鹼類藥物」緩和膀胱肌肉緊張，以及「β3- 腎上腺受體促效劑」放鬆膀胱肌肉。

　　侷限性攝護腺癌的根治療法，以攝護腺全摘除為原則。手術將攝護腺與睪丸全摘除以後，縫合膀胱與尿道。過去多數採用腹腔鏡手術，現在則是以機械手臂輔助手術為主流。

有了機械手臂輔助，實現微創手術新紀元

　　攝護腺癌的腹腔鏡手術是在腹部開幾個小口，把相機（腹腔鏡）和手術鉗等器械由小洞口伸進腹腔；達文西機械手臂手術則是將這些手術器械鑲嵌在機械手

初期攝護腺癌的診斷與治療流程

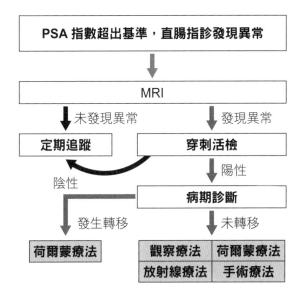

放射線療法多使用於未轉移階段，荷爾蒙療法多使用於出現轉移病例。

臂上，醫生在另一個空間裡，透過監看 3D 螢幕，遠端操作機械手臂進行手術。

比起過去的腹腔鏡手術，有了機械手臂的輔助，為我們實現了更精密的微創技術，也有更高的機率保留患者術後的勃起功能、降低術後尿失禁發生率，並且加速術後的復原。

即使是侷限癌，倘若有 PSA 指數高、惡性度高、浸潤性風險高等因素，在接受攝護腺全摘除的同時，還必須進行「淋巴結廓清」，將癌細胞可能轉移的淋巴結事先廓除乾淨。

放射線治療、荷爾蒙治療也是可運用的選項

治療攝護腺癌，除了用外科手術切除病灶，放射線治療與荷爾蒙治療也是可運用的選項。

放射線治療顧名思義，是以放射線照射殲滅癌細胞，可大致分為體內照射與體外照射兩大類。新式的體外照射治療有「IMRT（Intensity Modulated Radiation Therapy，強度調控放射治療）」；體內照射治療有「組織插種治療（Interstitial Brachytherapy）」，做法是將裝有放射性物質的微小膠囊插入腫瘤區域內，從內部持續照射病灶。侷限癌可選擇任一種使用，但如果是浸潤癌，需要照射範圍較大，原則上宜使用體外照射。

某些男性荷爾蒙容易促發攝護腺癌增生，攝護腺癌的荷爾蒙療法就是經由藥物注射或口服，抑制男性荷爾蒙的作用，藉此防止惡性腫瘤增大，或使其縮小。主要用於已出現癌轉移，或根除治療有困難的病人。

機械手臂輔助手術示意圖

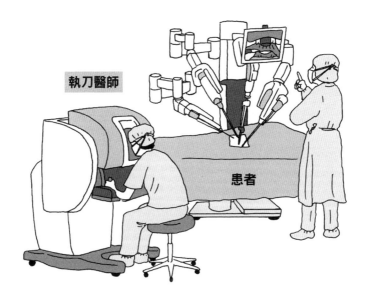

執刀醫師

患者

　文明世界如今已進入人生百歲的高齡時代，治療攝護腺癌也應該從多角度全面審視，擬定適合病人的治療策略。畢竟每個人對治療的認知都不同，醫生除了根據癌腫瘤的發展程度、惡性度等條件，把握治療的基本原則，還要尊重病患對自己的人生規劃、對治療的認知和期待，為每一位病人量身訂做專屬的治療計畫。

民眾一旦確診攝護腺癌，請務必和主治醫師詳細確認各種治療方法的優點和缺點，審酌術後的生活和目標，選擇自己可以接受的治療計畫才好。

第 4 章

女性鍛鍊骨盆底肌
改善噓噓的煩惱！

關口由紀 醫師

- 女性醫療診所 LUNA 集團理事長
- 橫濱市立大學研究所醫學部泌尿器病理學結業
- 醫學博士、工商管理碩士（MBA）、日本泌尿器科學會專科醫師、
  日本排尿機能學會專科醫師、日本性機能學會專科醫師、
  日本東洋醫學會專科醫師
- 2003 年起，服務於橫濱市立大學醫學部女性泌尿科門診。
  現為橫濱市立大學醫學部泌尿科客座教授
- 2005 年開設「橫濱元町女性醫療診所 LUNA」，2017 年起接掌現職
- 倡導日本中高年女性在如今人生百年的時代，
  對骨盆底、血管、骨骼、肌肉做全面維護保養，實踐終身健康管理

又是頻尿又是漏尿……
為何女性的排尿問題特別多？

　　一旦步入花甲之年，無論男女多少會有排尿上的困擾，可能是漏尿，可能是頻尿，不過女性在排尿方面的煩惱，總是來得比男性早一點，這其實是有生理學基礎的，最主要原因就是女性的「骨盆底肌群」天生比較無力。

　　骨盆底位於恥骨到尾骨之間，猶如一座菱形的平台，它是由肌肉、筋膜、韌帶、皮下組織等共同組成，統稱「骨盆底肌群」。骨盆底的功能除了支撐膀胱、直腸、子宮等骨盆裡的臟器，還有控制排泄的功能。當我們感覺尿水就要漏出來的時候，趕緊收縮骨盆底肌群，鎖住尿道，就可以防止漏尿。

懷孕生產損傷骨盆底肌

　　女性的肌肉先天上比男性來得少，而女性的骨盆底肌群除了和男性一樣，控制著肛門與尿道，還多了女性才有的陰道，因為任務增加，所以更容易受傷。部分女性的骨盆底肌群，在先天的體質遺傳上特別脆弱，甚至在子宮發育的十多歲青春期，骨盆底肌群就

骨盆底肌群的位置

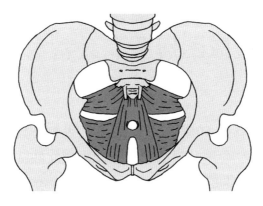

骨盆底肌群猶如一張吊床般的張掛在骨盆底，支撐著膀胱、子宮、直腸。

已經開始受損傷。

懷孕生產對女性骨盆底肌群的傷害最大。孕期中，胎盤、羊水、胎兒的體重都依賴骨盆底肌群支撐，大約從胎兒 20 週左右就開始加諸骨盆底肌群負擔；自然生產（陰道分娩）將骨盤底肌群撐開數倍之大，傷害更是無法避免，所以產後的婦女大約有八成會經歷漏尿的困擾。

女性生產後的漏尿，多數在產後 1 年左右恢復正常。然而，儘管看似復原，卻不免留下「舊傷」，肌肉彈性不復以往，在年過 40 歲以後「舊症」復發，容易有漏尿等排尿相關問題出現。

更年期女性荷爾蒙減少，
帶來排尿困擾？

女性大約在 50 歲左右迎接更年期，隨著絕經而來的，是女性荷爾蒙裡的雌激素分泌量陡然降低，只剩分泌高峰時期的 10 分之 1 左右，這也是引發女性排尿問題的重大因素。

女性荷爾蒙減少，影響所及，皮下組織的結構成分「膠原蛋白（collagen）」和「彈力蛋白（elastin）」跟著流失，陰道、外陰部的黏膜變薄，且逐漸乾燥、萎縮。皮下組織失去彈性，骨盆底因而鬆弛。

骨盆底肌群是用來緊實骨盆底、控制排尿的肌肉群，其周圍的皮下組織功能猶如橡膠墊片。當皮下組織失去足夠彈性，尿液可能滴滴答答鎖不緊，或承受不住尿液而頻頻跑廁所。

年紀不同，排尿困擾也不一樣

女性絕經後，直到 55 歲左右，最感到困擾的排尿問題就是「腹壓性尿失禁」。腹部稍微用力，或只是咳嗽、打噴嚏，尿液就不聽使喚地滲了出來。

女性的年齡與骨盆底肌群衰退之排尿症狀變化

55歲前後 ▽ **腹壓性尿失禁** ………… 腹部稍微用力，或只是咳嗽、打噴嚏，尿液就不聽使喚的滲出來

▼

65歲前後 ▽ **膀胱過動** ………… 膀胱存不滿尿液便提前拉警報，漏尿、頻尿者變多

▼

75歲前後 ▽ **骨盆臟器脫垂** ………… 膀胱、直腸、子宮下垂，脫垂的臟器甚至可能向陰道外鼓出

年紀來到 65 歲前後，最擾人的排尿問題成了「膀胱過動」，膀胱存不滿尿液就提前拉警報。膀胱過動連帶引發迫切性尿失禁，強烈的尿意無預警襲來，等不及在馬桶上坐好，尿液已經流了一地。患者因此變得十分神經質，為了預防尷尬的尿失禁發生，只好預防性地頻頻跑廁所導致頻尿。

年過 75 歲以後，骨盆底肌群的鬆弛造成膀胱、直腸、子宮失去足夠支撐而下垂，形成「骨盆臟器脫垂」，脫垂的臟器甚至向陰道外鼓出。

排尿症狀因為年齡不同而變化，這也是女性排尿問題的一大特徵。

GSM 是發生在更年期的尿路及性器官症狀

　　婦女的排尿問題雖然是多重因素疊加作用下的結果，但影響最重大的關鍵因素，仍是骨盆底肌群的鬆弛與退化，因此只要刻意加以鍛鍊，症狀多半可獲得滿意的改善。

　　已經有相關症狀的婦女，勤做「凱格爾運動」，用力收縮尿道、陰道、肛門，並配合私密部位（陰道與外陰部）的保濕護理，大約八成可以恢復到症狀不至於影響日常生活的程度（稍後將詳述凱格爾運動和私密部位保濕護理的做法）。

　　萬一自我調理的改善效果有限，醫療院所還有包羅各種面向的治療可供選擇，例如理學療法（骨盆底復健、生理回饋及電刺激治療等）、藥物療法、荷爾蒙補充療法、雷射治療、手術治療等。

　　婦女的排尿困擾一直到近幾年，才逐漸受到重視。在此之前，有相關煩惱的廣大女性朋友遲遲未受到良好照顧，主要是因為這些排尿困擾很少是會致命的病

症。

反觀男性的攝護腺肥大發展到重症，尿道可能受壓迫而惡化到無法解尿的「尿滯留」，進而發展為「腎後性腎衰竭 *」，甚至可能喪命。

女性的排尿困擾或許不至於危及性命，卻實實在在的損害生活品質（QOL）。而在絕經之後，除了排尿困擾，還有外陰部瘙癢不適感、性交疼痛等問題浮現。

這些因為絕經後女性荷爾蒙分泌減少引起的泌尿和性器官症狀，近年來被統稱為 GSM（Genitourinary Syndrome of Menopause，更年期泌尿生殖症候群）。GSM 的概念逐漸普及，婦女的泌尿、性器官相關問題開始受重視，受理諮詢的醫療院所也多了起來。

在如今號稱「人生百歲」的時代，我們不能只是將就著、湊合著過完好幾十年的後半生。如何提升生活品質，把日子過好，是值得人人學習的重要課題。

銀髮族如果因為排尿困擾，對外面世界裹足不前，整天關在家中，將對行走能力、認知功能造成不利影響。

---

* 譯注：腎後性（Post-renal）腎衰竭是指發生於尿路系統的阻塞問題，導致腎衰竭，與腎臟本身的功能無關。

鍛鍊骨盆底肌群，不分時間、地點、體位皆可實行

頻尿、漏尿等排尿問題的重大起因，不分男女性，多數都源自於「骨盆底肌群無力」！

女性的骨盆底肌群因為懷孕、生產、絕經後的女性荷爾蒙減少、肌力不足等多重不利因素交加，比男性更容易受到損傷。

該如何改善骨盆底肌群無力呢？最為人熟知的，莫過於勤做「凱格爾運動」，方法是用力收縮提拉肛門、陰道、尿道，這三點貫穿骨盆底肌群，提拉這 3 點，就可以同時鍛鍊到骨盆底肌群。本書第 51 頁，已經介紹基本動作。

鍛鍊骨盆底肌群其實一點也不複雜，只要使勁收縮肛門、陰道、尿道，緩緩呼氣的同時，提拉這 3 點即可。一旦掌握要領，不分時間地點，隨時都可以練幾下，在通勤電車上也好，在廚房洗碗也好，站著也好，坐辦公桌也好，無時無處不能練。

無論採取任何體位都可以鍛鍊骨盆底肌群

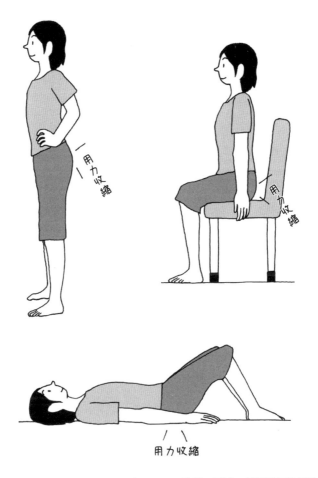

鍛鍊骨盆底肌群的方法十分簡單,縮緊肛門、陰道、尿道,緩緩呼氣的同時,使勁往上提拉收縮。基本體位採取仰臥式,操作熟練以後,或坐或站,任何體位皆可操練。

05

鍛鍊未見預期功效，
請拿出毛巾再試一遍！

有的人實際嘗試過凱格爾運動以後，抱怨「怎麼沒見到預期效果」？

骨盆底肌群是無法從身體表面碰觸到的「深層肌肉」（Inner muscle），我們平日根本不會特別意識到這些肌肉，更別說刻意去活動它們。

所以，當醫護人員忽然要你用力縮緊骨盆底肌群，不少人的反應是一臉茫然，不知要收緊那個部位，又該如何收緊才好？何況是那些骨盆底肌群已經退化的人，事實上，有過生產經驗的婦女，大約半數無法用意識去活動自己的骨盆底肌群。

想要實際觸摸到骨盆底肌群，唯有從陰道進入。有意鍛鍊位置如此隱密的肌肉群，可得掌握要領，這要領和鍛鍊一般肌肉相同，就是必須將意識放在想要鍛鍊的部位。如果無法把握這一要領，很難獲得預期的功效。

對於無法將意識專注在骨盆底肌群正確位置的婦女，筆者建議搭配使用洗臉毛巾做為輔助的「標示工具」。

利用洗臉毛巾正確標示骨盆底肌群位置

將洗臉用的小毛巾捲成棒狀抵在坐骨正下方，用以標示骨盆底肌群的位置，如此一來，我們的意識就容易被引導至正確位置，獲得鍛鍊成果。

具體做法如下：

首先，取一薄毛巾（洗臉的小毛巾，尺寸正合適）捲成棒狀，分別以橡皮筋固定其前、中、後段，置於座椅的椅面；就坐時，使之對準會陰部前後位置，確認毛巾卷抵在骨盆底肌群的感覺。

這一方法男女均可適用，未能在一般的骨盆底肌群訓練見到效果的人，請務必嘗試搭配洗臉毛巾來鍛鍊。

掌握到骨盆底肌群的位置與感覺後，就可以實際進行操作訓練。

坐著也可以練！鍛鍊下半身肌肉同樣有效

善用毛巾卷還可以分別鍛鍊骨盆底肌群的前端和後端。雙膝併攏時，可訓練前端肌肉群；雙膝打開時，可訓練後端肌肉群。將意識正確放在骨盤底肌群，操練簡單動作，耐心堅持 2 ～ 3 個月，即可望改善頻尿、漏尿。

不只是骨盆底肌群需要復健，連同骨盆周圍肌肉也應該一起鍛鍊。骨盆周圍肌肉無力，骨盆容易前傾，呈現凸肚駝背的姿勢，這樣的姿勢會加諸腹腔更大的壓力，骨盆底也被迫承受額外負擔。

大腿內側的內轉肌、臀部的臀大肌都和骨盆底肌群的肌肉強度有著密切的連動關係，所以從事深蹲、弓箭步等的肌力鍛鍊也不可少。

平日把握零碎時間，隨時隨地都可以練一下。比方說站立時，併攏雙腿，用力夾緊大腿內側與臀部，就可以達到肌力訓練的效果。

確認捲成棒狀的洗臉巾位置，
正確放在坐骨正下方、兩臀之間

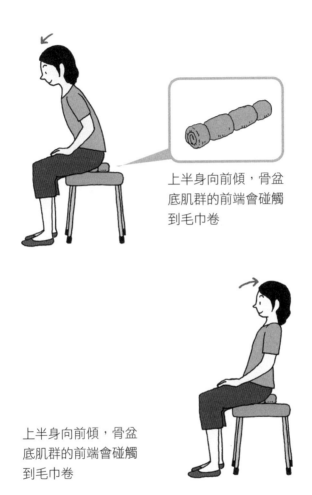

上半身向前傾，骨盆
底肌群的前端會碰觸
到毛巾卷

上半身向前傾，骨盆
底肌群的前端會碰觸
到毛巾卷

將洗臉小毛巾捲成棒狀，分別以橡皮筋固定其前、中、後段，並將其置於座椅
的椅面；就坐時，使之對準陰部位置，確認毛巾卷抵在骨盆底肌群的感覺

鍛鍊骨盆底肌群前端

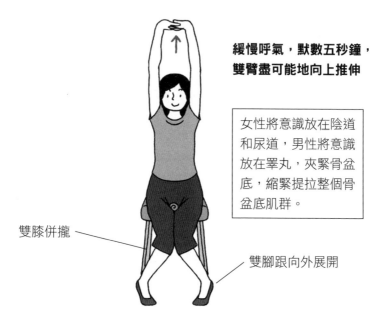

緩慢呼氣，默數五秒鐘，雙臂盡可能地向上推伸

女性將意識放在陰道和尿道，男性將意識放在睪丸，夾緊骨盆底，縮緊提拉整個骨盆底肌群。

雙膝併攏

雙腳跟向外展開

①坐在毛巾卷上，雙膝併攏，兩腳跟向外展開

②十指交叉，手心朝上，緩慢呼氣，默數 5 秒鐘，雙臂盡可能地向上推伸。女性將意識放在陰道和尿道，男性將意識放在睪丸，夾緊骨盆底，縮緊提拉整個骨盆底肌群

③把氣吐盡以後，釋放力道，緩慢吸氣的同時放鬆全身

10 次動作為 1 組，每日做 3 ～ 5 組

鍛鍊骨盆底肌群後端

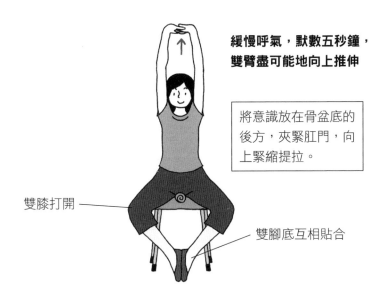

緩慢呼氣，默數五秒鐘，雙臂盡可能地向上推伸

將意識放在骨盆底的後方，夾緊肛門，向上緊縮提拉。

雙膝打開

雙腳底互相貼合

①坐在毛巾卷上，雙膝打開，雙腳底互相貼合

②十指交叉，手心朝上，緩慢呼氣，默數 5 秒鐘，雙臂盡可能地向上推伸。將意識放在骨盆底的後方，夾緊肛門，向上緊縮提拉

③把氣吐盡以後，釋放力道，緩慢吸氣的同時放鬆全身

10 次動作為 1 組，每日做 3～5 組

06

私密部位的保濕護理發揮作用

更年期絕經後的女性因為女性荷爾蒙減少，不只是泌尿問題多，還容易有外陰部瘙癢不適、性交疼痛等私密部位（這裡指陰道及外陰部）的症狀。近年來，醫學上將婦女絕經後女性荷爾蒙減少所引發的泌尿及外陰部相關問題，統稱為 GSM。

絕經後女性荷爾蒙分泌減少，全身皮下組織的結構成分「膠原蛋白（collagen）」和「彈力蛋白（elastin）」也跟著流失，陰道、外陰部的黏膜變薄，逐漸乾燥、萎縮。這些都帶來骨盆底的鬆弛和脆弱，也因為乾燥而引發不適、性交疼痛等困擾。

從事私密部位保濕護理的同時，一併鍛鍊骨盆底肌群

絕大多數女性都非常重視臉部、頸部和手足的保養，但是說到私密部位的保濕護理，在日本仍然極少見。

私密部位的保濕護理

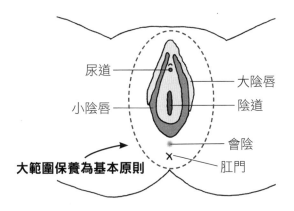

沐浴時清洗外陰部，以食指和中指取乳液或油膏等保濕劑 1～2 滴，直接塗抹於外陰部中央，然後擴及大陰唇與小陰唇的內、外側，手指上如果還有多餘的保濕劑，可塗抹至肛門處。

　　民眾或許以為這是多麼特殊的護理保養工作，但其實整個保養流程就只是將臉部或身體使用的保濕霜、保濕乳，塗抹於外陰部和陰道入口處而已。在沐浴後，加上這一道簡單的保濕護理程序，究竟會產生多大功效，請讀者務必親自體驗。

　　而在保濕護理的同時，一併完成凱格爾運動，更是效率絕佳。

　　具體作法如下：

打開雙腿，全身放輕鬆，食指沾取少量保濕用品，進入陰道大約第 2 指節深度；一面緩慢吐氣，一面緊縮並向上提拉陰道和肛門，想像用陰道夾緊食指，反覆動作數次後，將保濕用品向外塗抹至外陰部。

保養過程中萬一感到疼痛，有可能是 GSM 的相關問題。一開始嘗試私密部位保養時，深度只須停留在陰道入口（陰道前庭部）的周邊，點到為止即可。

醫療院所的骨盆底肌復健都在做些什麼呢？

以排尿相關問題為主的 GSM 症狀，在持之以恆的骨盆底肌訓練和私密部位的保濕護理之後，大約八成的患者都可以獲得滿意的改善，日常生活不再受到症狀困擾。

然而，如果症狀始終不見改善，就必須求助專業醫師的協助了。

每一家醫療院所的治療方法有別，以筆者主持的女性醫療診所 LUNA 集團為例，我們聘請女性理學療法士 * 為患者進行骨盆底肌復健相關服務。

---

* 譯注：通過日本國家考試而擁有許可執照的復健專家，在醫師的指示下，對病人施予物理治療。主要工作是透過運動治療或物理治療，恢復身體殘疾者的基本動作能力，相當於台灣的物理治療師。

骨盆底肌復健是採個別指導的方式進行。程序是以手指進入陰道進行觸診，對骨盆底肌群的收縮、舒張、緩和骨盆疼痛的骨盆底按摩等加以指導。

每次復健30分鐘，頻率為每2～4個星期復健1次，每位患者平均接受3～4次復健。骨盆底肌復健屬於自費治療項目，1次5500日圓（初診費、消費稅另計）。

始終無法領會骨盆底肌群收縮提拉感覺的民眾，筆者建議前往醫療院所接受專業人士的指導。

過去對私密部位有「性感帶」的說法，不少人對於自我觸摸身體的這處隱密部位心存抗拒，然而這本就是屬於自己身體的一部分，自我護理和保養也是再自然不過的事。

07

將「叩擊腳跟」納入骨盆底肌訓練的一環！

　　骨質疏鬆症患者常用來自我復健的「叩擊腳跟」運動，是筆者想要推薦給罹患 GSM 婦女朋友的一帖良方。

　　腳跟落地敲擊地面對骨骼造成的刺激，可活化「骨鈣素（Osteocalcin）」分泌。「骨鈣素」有「回春荷爾蒙」之稱，能促發成骨細胞（Osteoblast）的活性。而成骨細胞正是生成並重建骨骼的細胞。

　　而且「骨鈣素」的作用遠不止於此，它不僅強壯骨骼，還為肌膚帶來水潤，賦予肌肉力量，又能增強性功能，甚至提升免疫力。

　　把「叩擊腳跟」納入骨盆底肌訓練的一環，一面緊縮陰道和肛門，一面叩擊腳跟，可收到良好的加乘效果。

　　有排尿相關困擾，兼有骨質疏鬆風險的患者，請務必把握這一舉兩得的良方，善加利用。

「叩擊腳跟」鍛鍊骨盆底肌

①雙腳張開與肩同寬，放掉全身力量呈輕鬆狀態。一面緩緩呼氣，一面使勁收縮提拉肛門、陰道

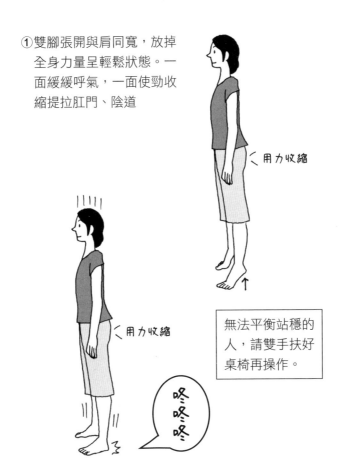

用力收縮

用力收縮

咚咚咚

無法平衡站穩的人，請雙手扶好桌椅再操作。

②保持收縮肛門、陰道的力道，踮起腳尖，提高腳跟，然後將腳跟「咚」的一聲重重落下敲擊地板，來回敲擊 5 次

08

漏尿、骨盆臟器脫垂，
何時應該醫療介入？

　　引發頻尿、漏尿等排尿困擾最大原因，通常就是
「骨盆底肌群無力」。經過正確的骨盆底肌鍛鍊，症狀
多數可以見到改善。

　　但是，倘若各種自我復健和護理都無法改善困擾，
就應該前往泌尿專科醫療院所，接受醫師的問診、內
診與各項檢查，找出真正原因，然後針對原因，配合
必要的治療。

　　女性最典型的四大排尿困擾，分別是「腹壓性尿失
禁」、「迫切性尿失禁」、「骨盆臟器脫垂」、「膀胱疼
痛症候群」。針對以上四大類病症的治療，筆者為大
家娓娓道來。

　　所謂「腹壓性尿失禁」，是指在沒有尿意的情況
下，腹部稍微用力，或只是咳嗽、打噴嚏等，尿液就
不由分說的滲出來。

　　「迫切性尿失禁」的人，尿意來得又急又猛，等不
及坐上馬桶就尿了出來。這兩種女性常見的排尿困

擾，本書稍早前已經多次解說。

「腹壓性尿失禁」以骨盆底肌群退化無力為主要原因，而「迫切性尿失禁」往往是膀胱還未蓄滿就過早感到尿意急迫，這也是膀胱過動的症狀表現之一。

本文接下來要解說的是「骨盆臟器脫垂」。這是由於骨盆底肌群鬆垮無力，導致膀胱、直腸、子宮下垂，甚至從陰道鼓出的狀態，進而引發一連串漏尿、頻尿、排尿困難、便秘症狀。

有骨盆臟器脫垂困擾的患者，如果自行做骨盆底肌群鍛鍊和保養護理，都未有實質改善，那就有必要找專科醫師治療了。

「膀胱疼痛症候群」是由於壓力、體質等因素，引發膀胱黏膜功能障礙或發炎，導致慢性的下腹部疼痛或頻尿，它和細菌感染引起的急性膀胱炎是不一樣的疾病。

下一單元將逐一對這四大類疾症的治療做說明。

09

腹壓性尿失禁有藥物、電磁刺激、雷射治療可供選擇

　　腹壓性尿失禁倘若無法藉由鍛鍊骨盆底肌群獲得改善，可考慮使用藥物治療。遺憾的是，日本國民健康保險目前對此給付的藥物療法只有「β2 腎上腺素受體促效劑」（β2-adrenergic agonist，商品名：克倫特羅，Clenbuterol）一項。這是一種支氣管擴張劑，用來改善氣喘引起的劇烈咳嗽、呼吸困難，但它同時也有收縮尿道括約肌的作用。

　　倘若腹壓性尿失禁已發展至重症，「β2 腎上腺素受體促效劑」的治療效果不如理想，一般會檢討手術介入的必要性。然而近幾年，醫界陸續推出自費治療項目，提供患者做為手術治療之前的新選擇。這些非手術治療項目有「骨盆底肌生理回饋及電刺激治療」、「陰道雷射（高能量照射）治療」等。

　　「骨盆底肌生理回饋及電刺激治療」的原理，是透過微電極刺激骨盆底的神經，活化神經協調功能，以改善漏尿。「陰道雷射治療」原本屬於美容醫學的服

務項目，包括陰道內雅各雷射（YAG 雷射，yttrium-aluminum-garnet）、微創二氧化碳雷射（別名蒙娜麗莎之吻等）、海芙刀（high intensity focused ultrasound，HIFU，高能聚焦式超音波）、高週波等。這些治療都是藉由特定雷射或超音波的高能量照射，刺激陰道黏膜和周邊組織，促使膠原蛋白重新增生，達到增厚黏膜和陰道壁的作用，除了改善陰道鬆弛、漏尿，也一併解決私密部位（陰道和外陰部）的相關困擾。

這些自費項目的療程與收費，各家醫療院所有不同，電刺激治療 1 次大約 30 鐘，1 星期 1 ～ 2 次，以10 ～ 20 次為一個療程，收費大約每次 3 千～ 1 萬日圓（初診等費用另計，依照機種和設備不同，收費有別）。治療後，極少數可能發生疲勞感、下腹部疼痛，最初幾次治療期間，會有骨盆底肌群疼痛、尿失禁症狀加重等反應。

「陰道雷射（高能量照射）治療」的治療頻率，一般每間隔 4 ～ 8 星期治療 1 ～ 3 次。完成一個療程以後，建議每隔 1 ～ 2 年再接受 1 次照射，以便維持效果。治療費用為每次 5 萬～ 20 萬日圓（初診等費用另計，依照機種和設備不同，收費有別）。術後會有發熱與輕微疼痛感，偶爾可能發生出血現象，症狀通常數日後痊癒。

10

漏尿外科手術 TVT、TOT、迷你懸吊帶術

因為重度腹壓性尿失禁，而不得不考慮外科手術治療時，日本國民健康保險目前給付兩種手術項目，分別是「TVT 手術」（Tension Free Vaginal Tape，陰道無張力吊帶手術）和「TOT 手術」（Transobturator Tape for female incontinence，經閉孔尿道懸吊手術），另有自費外科手術「迷你懸吊帶術」（mini-slings）。

無論那一種手術，都是以高科技特殊人造纖維網帶托住尿道中段，當腹壓變大時，補強韌帶組織的固定作用，防止尿道過度位移，協助骨盆底肌群鎖住尿道，以此改善漏尿。接下來扼要說明三種手術的原理。

適用日本健保的「TVT」和「TOT」手術

TVT 手術是在陰道與下腹部切開小洞口，將特殊人造纖維網帶由尿道下方經過下腹腔，做成 U 字形懸吊帶托住尿道。手術需住院 2 天 1 夜或 3 天 2 夜，術後 5 年的治癒率高達 85%。不過極少數案例可能在手術中發生懸吊帶穿過時傷及膀胱、血管等，引起合併症。

TVT 手術和 TOT 手術

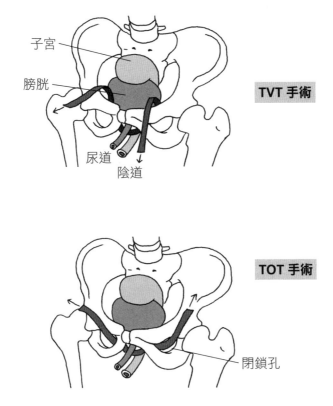

子宮

膀胱

TVT 手術

尿道

陰道

TOT 手術

閉鎖孔

TVT 手術是在陰道與下腹部切開小洞口，將特殊人造纖維網帶從尿道口穿入下腹腔，以此固定尿道。**TOT 手術**則是從骨盆的閉鎖孔穿入特殊人造纖維網帶。

TOT 手術是在陰道和兩大腿靠近腹股溝處開小洞口，將特殊人造纖維網帶由骨盆內的閉鎖孔經過尿道下方，做成 T 字形懸吊帶托住尿道。

TVT 和 TOT 的不同，在於人工懸吊帶取道的路徑不一樣。TOT 的術後合併症比較少。

迷你懸吊帶手術使用小型帶鉤吊帶

迷你懸吊帶手術所使用的特殊人造纖維網帶，比 TVT 和 TOT 多了精密的小吊鉤，網帶經陰道壁將小吊鉤插入尿道，狀似吊床，網帶通過恥骨後側，護住周圍組織加以固定。

這樣的結構可以更穩固托住尿道，改善重度漏尿。這一術式可當天出院，術後併發症的風險極低。

全球目前已有多種迷你懸吊帶手術，本書介紹的是其中的「TFS（Tissue Fixsation System）手術」。

當病情需要考慮接受外科手術時，病患請務必和主治醫師充分確認各種術式的利弊得失，做出明智選擇。

迷你吊帶手術（TFS）

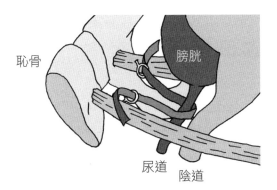

迷你懸吊帶手術是將特殊人造纖維網帶從陰道壁插入尿道，通過恥骨後側，護住周圍肌肉組織等加以固定。

11

迫切性尿失禁若無法用藥物改善，可注射肉毒桿菌素

膀胱過動引發的迫切性尿失禁，醫師一般會開給「β3 腎上腺素受體促效劑」和「抗膽鹼藥物」。β3 腎上腺受體促效劑會刺激膀胱壁上的 β3 腎上腺受體，促使膀胱肌肉放鬆，增加儲尿量。

抗膽鹼藥物則用來抑制膀胱肌肉過度收縮，同樣可藉此增加膀胱儲尿量。

這兩類藥物都有良效，但是抗膽鹼藥物可能造成口乾舌燥、噁心、便秘等副作用，β3 腎上腺素受體促效劑的副作用雖比抗膽鹼藥物少，但仍可能引起心搏增加、血壓上升，有心臟病史的患者在使用上要留意。

自尿道口以膀胱鏡注射肉毒桿菌素

持續使用藥物 3 個月以上，若不見症狀改善，醫師會建議病人接受「膀胱內注射肉毒桿菌素」。這一治療是利用肉毒桿菌素阻斷神經傳導的特性，將其注射於膀胱內，藉此緩解膀胱肌肉的過度收縮，增加儲尿量。

膀胱壁內肉毒桿菌素注射療法

10 ～ 20 次

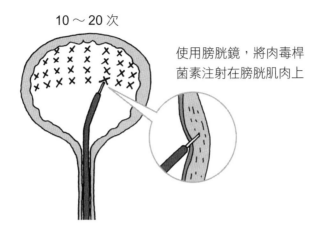

使用膀胱鏡，將肉毒桿菌素注射在膀胱肌肉上

膀胱鏡由尿道口進入，注射針在膀胱壁 10 ～ 20 處分別注入肉毒桿菌素。

　　該治療採局部麻醉或全身麻醉，將膀胱鏡自尿道口進入膀胱，在膀胱內注射肉毒桿菌素 10 ～ 20 處。療效會在注射後的幾天內顯現，效果持續 3 個月～ 1 年左右。

　　日本自 2020 年起，將這一療法納入國民健康保險給付項目，每次費用在 3 ～ 5 萬日圓左右（一～三成的自費負擔金額）。

12

骨盆臟器脫垂的「子宮托療法」

對於輕度的骨盆臟器脫垂，醫護人員會給予病患凱格爾運動及便秘治療，並指導如何自行將脫垂的臟器推回去等日常照護要領。

如果病情始終不見改善，可以在陰道內放置「子宮托」（pessary），協助將下垂的臟器復位。

過去的「子宮托」僅限於環狀，且多數長期裝置於陰道內不取出，如今的子宮托造型不僅多樣化，而且可以在每日早晚自行裝置和取出，使用變得普及化。

這類由患者自行裝置的「子宮托」，售價約為 1 萬日圓（診療費等另計）。

骨盆臟器脫垂有多種手術可供選擇

萬一骨盆臟器脫垂的程度嚴重，可能有必要考慮手術治療。

日本國民健康保險給付的相關手術有機械手臂輔助腹腔鏡手術、腹腔鏡手術、經陰道手術（可分為使用人工網膜承托臟器，與不使用人工網膜承托兩大類）。

子宮托療法

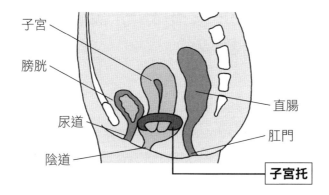

子宮

膀胱

尿道

陰道

直腸

肛門

子宮托

在陰道內放置「子宮托」，協助將下垂的內臟復位。過去的「子宮托」僅限於環狀，如今造型已十分多樣化。

　　前面介紹的迷你懸吊帶手術（TFS 手術）也可做為骨盆臟器脫垂的治療手術，差別在於用來托住臟器的人工吊帶使用量，比用於治療腹壓性尿失禁所使用的人工吊帶更多，所以費用也相對較高。

13

間質性膀胱炎和膀胱疼痛症候群
該如何治療？

間質性膀胱炎（Interstitial Cystitis, IC）屬於膀胱疼痛症候群（Bladder Pain Syndrome, BPS）的一種，確診的判斷依據，在於是否發現「Hunner's 潰瘍（Hunner's ulcers）」。

「Hunner's 潰瘍」是膀胱出現異常聚集的增生血管，膀胱黏膜組織剝落的病變。患者在麻醉下接受「膀胱水壓擴張術」，對膀胱注水加壓使之膨脹，以膀胱鏡確認膀胱壁是否出現潰瘍。如有特定之潰瘍病變，即為「間質性膀胱炎（Hunner's 潰瘍型）」，而膀胱壁無特定潰瘍者，只是單純的針狀出血點，是為「膀胱疼痛症候群」。

有趣的是，許多患者經過「膀胱水壓擴張術」檢查之後，疼痛和頻尿症狀皆有改善，所以它既是診斷方法，同時又是治療方法。

引發間質性膀胱炎、膀胱疼痛症候群的原因至今不明，日本衛生主管當局在 2015 年認定「潰瘍型間質性膀胱炎」為難治之症。無論是間質性膀胱炎，還是膀

胱疼痛症候群，目前皆無根本的治療辦法，臨床上，醫生會視病情靈活組合多種療法，為患者改善病情。

治療「潰瘍型間質性膀胱炎」，醫生可能在為病患實施「膀胱水壓擴張術」之外，建議加上「經尿道潰瘍病變燒灼術」。這是將電刀內視鏡由尿道進入膀胱，電燒膀胱壁的潰瘍病變組織。

另外也有「膀胱灌注療法」，將藥物直接灌注於膀胱。該療法有多種藥物可使用，其中的二甲基亞（Dimethyl sulfoxide，簡稱 DMSO）因為療效明確，而且少有重大副作用，日本在 2021 年已納入國民健康保險給付項目。

咖啡、巧克力可能加重症狀惡化

間質性膀胱炎和膀胱疼痛症候群也可採用藥物和飲食治療。藥物治療以緩和神經疼痛為主（例如三環抗憂鬱劑），另可配合使用抑制免疫反應（發炎反應）的藥物（例如第一代抗組織胺），以及止痛劑（利瑞卡膠囊、德力靜膜衣錠）等處方。

飲食方面，咖啡、紅茶、巧克力、酒精、番茄、柑橘類、辛香料等皆有可能加重病情。不過，每個人對食物的反應不一，患者宜留心觀察飲食對自身的症狀影響，只要反應不佳，就應避免食用為宜。

第 5 章

排尿問題背後
可能隱藏的疾病

高橋悟 教授

- 日本大學醫學部泌尿科 主任教授
- 日本大學醫學部附屬板橋病院院長

尿液的顏色、泡沫、氣味、混濁說明哪些問題？

尿液為我們透漏許多健康狀況的線索。

「尿液顏色怎麼看起來好像比平常深？」、「排出來的尿液泡沫很多，是不是有問題？」相信很多人都有過類似的疑問。

尿液原本應該是透明淡黃色，但隨著尿液裡的水分濃度變化，顏色也會有深淺不同。尤其是早晨起床後的第一泡尿，因為一個晚上的濃縮，顏色偏深是很自然的現象，大可不必緊張。

身體在夜間睡眠當中會分泌「抗利尿激素」，這是用來濃縮尿液的荷爾蒙，一夜過後，尿液水分減少，濃度就相對變高。白天水分攝取不足，尿色也會變深。所以當我們發現自己的尿液顏色變深，就要提醒自己該多喝點水了。

至於尿液起泡，這可能和排尿時的尿勢強大有關，但如果泡沫比以前增多，而且久久不散，就要懷疑是尿蛋白或糖分在腎臟過濾中漏出來。

自我尿診五大重點

顏色 ·········· 是否混雜了紅色、粉紅色或茶色？

起泡 ·········· 泡沫是否久久不消散？

混濁 ·········· 是否白濁不透明？

氣味 ·········· 是否飄散香甜氣味，還是惡臭味？

疼痛 ·········· 尿道是否有刺痛感？

認識五項自我尿診

尿液本身攜帶了各種體內的健康訊息，學會把握觀察重點，對我們助益良多。最基本的自我觀察重點有本頁上半欄列出的五大項，除了觀察「顏色」和「泡沫」，還有是否「混濁」？尿液混濁是指其中有白色的霧狀濃稠物，並觀察「氣味」，是否散發甜香味或惡臭味？最後是「疼痛」，尤其當排出深色尿時，會不會同時感到疼痛。

一旦發現以上的不尋常，就要提高警覺。

02

血尿疑似癌病變，混濁尿疑似尿路感染的徵兆

對於尿色顏色深，可不必太擔心，必須特別辦識的是「血尿」。血尿有可能是血色般的鮮紅，或是淡粉紅色，也可能是深茶色。

意外跌倒或撞擊，傷及腰部，還是劇烈運動之後，都可能出現血尿。倘若排除這些因素，仍發現有血尿，就要懷疑可能是泌尿系統的問題。

偶爾發現血尿，有的人可能不在意，認為是自己眼花、想太多，還要再觀察看看，就這樣置之不理。但其實並非所有的血尿都可以用肉眼看見，所以只要出現跡象，就應該求助泌尿科認真檢查。

尤其高齡長者的血尿，有可能是膀胱癌、腎臟癌的徵兆。罹患膀胱癌、腎臟癌的血尿，有時只是「曇花一現」，倘若不予理會，病情可能持續發展，錯失早期治療的機會。

尿液混濁應疑似尿路感染症

　　和血尿一樣，尿液出現混濁也必須慎重以對。正常的尿液無論顏色深淺，都應該是透明的。如果尿液白濁，有可能是其中出現鹽類結晶，或是混合了膿液。

　　鹽類結晶引起的尿白濁，幾乎不會有大礙，所以無需太擔心，但要警惕這是尿路結石或神經性膀胱炎的徵兆。神經性膀胱炎是腦脊髓的中樞神經或脊髓至膀胱的末梢神經發生問題，而以蓄尿障礙或排尿障礙表現。

　　膿液引發的尿白濁，則應疑似尿路感染。例如，腎臟中負責暫時儲尿的腎盂或其周邊，因細菌入侵導致發炎的腎盂腎炎，以及男性容易罹患的尿道炎、攝護腺炎，和女性常見的膀胱炎。尿液白濁合併有腰背鈍痛、發燒、頻尿，更應強烈懷疑是尿路感染。

尿液散發甜香味可能是糖尿病？

尿液的氣味和飲食內容大有關係。前一晚飲酒過量，第二天尿液會特別臭。臭味來自酒精分解過程中產生的有害物質乙醛。服用藥物後，也會改變尿液的氣味。

飲食和用藥多少會影響尿液的氣味，基本上不會有問題。但是當尿液出現香甜氣味時，要擔心是糖尿病的徵兆。尿路發炎或罹患化膿性疾病時，尿液散發惡臭味也是必須及時處理的警訊。

尿液如果散發出與平常明顯不同的氣味，合併出現血尿或白濁尿等多重症狀，請務必諮詢泌尿科醫師以策安全。

排尿疼痛可能是尿道炎或膀胱炎

尿液顏色深（也就是含水分較少的濃縮尿），且尿道感覺刺痛，多數是泌尿器官感染。男性常常是尿道炎，女性則是膀胱炎的機率高。這些感染症幾乎都伴隨有尿液混濁現象。

尿液的型態與疑似疾病

	尿液型態	主要疑似疾病
顏色	血尿 （鮮紅、粉紅、茶色等）	膀胱癌、腎臟癌
混濁	鹽類結晶的混濁	尿路感染症 男性：攝護腺炎、尿道炎 女性：腎盂腎炎、膀胱炎
氣味	甜香味	糖尿病
	惡臭味	尿路感染症
疼痛	刺痛感	男性：尿道炎 女性：膀胱炎

　　再次叮嚀讀者們，出現血尿、尿混濁等，和平常不一樣的尿液，伴隨排尿痛、腰背疼痛、發燒等症狀時，應盡快尋求醫生的治療。本頁上半欄的表格說明尿液的型態與疑似疾病。

常見泌尿相關疾病「尿路結石」與「尿路感染」

最具代表性的泌尿相關疾病，首推「尿路結石」與「尿路感染」，以下向讀者細說分明。

「尿路結石」痛起來要人命，以 30 ～ 40 歲世代為主要發病人口，大約每 20 人就有 1 人會在一生中至少經歷一次尿路結石發作。結石的形成與男性荷爾蒙有關，所以男性發病率高於女性。

大約八成的尿路結石屬於草酸鈣結石，依照結石形成的部位，分為腎臟結石、輸尿管結石、膀胱結石、尿道結石。

結石停留在腎臟內，可能引發一定程度的鈍痛感，而若是阻塞在輸尿管，將導致劇烈疼痛。如此強烈的疼痛來自結石阻塞輸尿管，刺激輸尿管肌肉痙攣，腎臟的腎盂擴張，神經受拉扯，都引發劇烈疼痛。結石如果長在膀胱或尿道，患者會頻尿或有殘尿感。

預防尿路結石要趁早，在結石還很細碎的時候，藉由足夠的儲尿量，或是配合藥物抑制輸尿管水腫和痙

攣，促使結石隨著大量排尿排出體外。萬一結石過大，排除不易，可利用體外震波或音波，還是雷射，將大顆結石震碎後排出。

透過日常飲食和生活習慣，預防尿路結石

以下生活習慣容易助長尿路結石發生：

一、大量攝取富含草酸的食物，例如菠菜，又加上過多攝取碳水化合物、動物性蛋白質和脂質，目前已知這些食物成分的組合容易形成草酸鈣結晶。

二、吃飯狼吞虎嚥、習慣暴飲暴食或深夜飲食的人，也容易得結石。夜晚短時間內攝取大量卡路里，刺激胰島素大量分泌，會使尿液酸性化，給予結石形成的有利條件。

有上述飲食習慣的人，宜早日做好自我飲食管理。尤其是年過 40 歲以後發現尿路結石者，不久即發作糖尿病的風險偏高，更要多加自我留意。

男性要注意攝護腺炎與尿道炎，
女性要注意腎盂腎炎和膀胱炎

尿路感染症是指從腎臟至膀胱和尿道的尿液通路上，發生細菌感染的總稱。尿路感染和尿路結石並稱最具代表性的排尿相關疾病。

男性的尿路感染症，以攝護腺炎和尿道炎最普遍。攝護腺炎常見的發生原因，是細菌從尿道入侵攝護腺引起發炎。症狀是強烈的排尿疼痛、排尿困難、下腹部疼痛。當發炎症狀加劇，會伴隨倦怠感、惡寒、高燒、膿尿，嚴重時必須住院治療。

細菌感染引發的尿道炎，常見來自性行為感染，主要是淋菌、披衣菌引起。症狀包括尿道口排出膿液，排尿時伴隨強烈疼痛感。

尿道炎有傳染給性伴侶的危險，因此必須立即針對感染的病原菌給予抗菌藥物治療。女性感染尿道炎，可能引發輸卵管炎和骨盆腔炎等，恐有導致不孕的風險，建議和性伴侶一同求醫，接受診察和治療。

女性的尿道與肛門位置

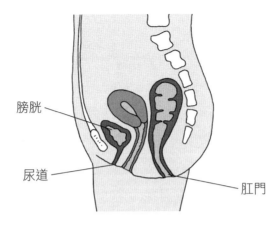

膀胱

尿道

肛門

女性的尿道比男性短，尿道口距離肛門又近，因此容易受細菌感染，引起膀胱炎。

困擾女性的「腎盂腎炎」與「膀胱炎」

女性最易罹患的尿路感染症是「腎盂腎炎」（急性單純性腎盂腎炎）與「膀胱炎」（急性細菌性膀胱炎）。

引起女性腎盂腎炎的主要原因，往往是大腸桿菌從尿道口入侵，導致腎臟的腎盂發炎。臨床上也可見到便秘患者，因糞便裡的細菌隨著血液循環進入腎臟，造成感染。

女性的膀胱炎多數是大腸桿菌由尿道口進入膀胱，引發感染。由於女性的尿道比男性短，給了細菌方便入侵的機會，所以女性更容易罹患膀胱炎。

腎盂腎炎的症狀在持續的頻尿、排尿疼痛之後，伴隨惡寒與全身震顫的高燒，有時還會出現尿液混濁、腰背疼痛症狀。腎盂腎炎必須立刻住院治療，只要治療得當，很少會轉成重症。

膀胱炎同樣會出現頻尿、排尿後段疼痛、殘尿感等症狀，有時也會伴隨血尿。膀胱炎只要遵照醫師指示，服用適切的抗菌藥物，通常可以完全治癒，但是日後仍可能再次感染，因此做好預防工作至關重要。

預防重複感染膀胱炎應注意事項

預防重複感染膀胱炎，首重保持尿道周邊的清潔，不讓細菌在膀胱內繁殖。充分攝取水分以增加排尿量，不過分憋尿、性行為之後趕緊排尿，都是有效的預防手段。此外，要留心保護下腹部不受寒，而持續便秘容易引發再次感染，有便秘宿疾者要認真求治腸胃科。

採取正確的排尿姿勢也有助於預防感染膀胱炎。坐馬桶時，應盡可能張開雙腿，拉開肛門與尿道口的距離，減少細菌汙染的機會。

預防膀胱炎的注意事項

- 攝取充足的水分
- 不過分憋尿
- 當心下痢和便秘
- 性交後立即排尿
- 確保陰部清潔衛生
- 使用免治馬桶或淨身器時，水柱不宜太強
- 避免下半身受寒
- 排尿、排便後，由前往後擦拭
- 不累積疲勞、壓力

　　受膀胱炎所苦的人，請務必參考本頁上半欄的注意事項，養成正確的衛生保養習慣。

---

* 譯註：源自歐洲，法語 bidet，為洗手間的沖洗設備，使用者在如廁之後，可用來沖洗下身，以保持衛生。主要設置於女廁。

06

腎臟功能低下會引起哪些疾病？

　　腎臟不只是製造尿液而已，在製造尿液的過程中，必須反覆過濾全身血液，並且進行回收，藉此完成調節血液濃度的重大生理功能。腎臟每天過濾血液大約150公升，健康的成人1日製造尿液800～1500毫升。

　　然而，腎臟的工作量還遠遠不止於此，當腎臟功能失靈，會發生「急性腎功能障礙」和「慢性腎功能障礙」（慢性腎臟病）。不論是急性或慢性，都和腎絲球過濾血液量（腎絲球過濾量）降低，達不到基本的過濾效能有關。

　　急性腎功能障礙有可能發生在癌症病人接受化學治療或是外科治療當中，還有傷口大量出血的緊急狀況下，因為失血引發脫水，導致腎絲球過濾量驟減。腎絲球過濾量驟減，尿量也會隨之驟減，伴隨血壓上升，身體出現水腫和食慾不振。尤其要注意的是高齡長者，他們感覺口渴的靈敏度降低，易導致水分攝取不足，加上原本就食慾不振，容易引發急性腎功能障礙。

腎臟的主要功能

- 過濾血液，製造尿液，藉此將不需要的代謝廢棄物排出體外
- 維持血液濃度以及體內水分的恆定
- 調節電解質平衡
- 維持體內弱鹼環境
- 分泌調節血壓的荷爾蒙、促進紅血球生成的荷爾蒙
- 活化人體吸收鈣質所必要的維生素 D，協助形成強壯的骨骼

慢性腎臟病多是生活習慣病所導致，常見三大原因為高血壓、高血脂、高血糖。長期服用消炎藥的人、單顆腎臟失去功能的人、接受化療藥物治療的人，也是罹患慢性腎臟病的高風險族群。

慢性腎臟病是腎臟慢性失去功能，多數人初期幾乎沒有症狀，漸漸出現腿部水腫、夜間尿量變多（夜間多尿）、貧血等症狀。當腎臟逐漸失去正常功能，有可能引發高血壓惡化，導致心肌梗塞、腦梗塞等攸關性命的重大疾病。

07

尿酸過高可能引發「痛風」，但是尿酸過低也不行

　　當腎臟功能不佳，過濾功能變差，「尿酸」就容易殘留在血液中，一旦血液中的尿酸值超過 7.0 mg/dl，就符合醫學定義上的「高尿酸血症」。尿酸來自食物中所含的「普林」（purine，又稱嘌呤）成分，經過肝臟分解以後形成尿酸。人體本身也會製造尿酸，用來協助細胞代謝與增殖。尿酸通常溶解於尿液或糞便中，經由大小便排出體外。如果尿酸產量增多，或腎臟排出太少，血液中的尿酸值就會升高。

　　單純的尿酸值升高，並不會有症狀表現，但是血液中的尿酸值長期居高不下，尿酸會形成結晶，尿酸結晶在體內到處沉積，特別是沉積在關節處，容易引起發炎。尿酸結晶在關節處引起的發炎會造成劇烈疼痛，「只是一陣風輕吹過，都讓人痛不欲生」，所以名為「痛風」。尿酸如果沉積在腎臟，破壞腎臟功能，就成為「痛風腎病變」。腎功能差的人罹患痛風的風險高，而尿酸值高的人，罹患心腦血管疾病的風險也偏高。

主要的高普林食物

【極高普林食物】（每百公克 300 毫克以上）
雞肝、沙丁魚乾、精巢（河豚、鱈魚等）、酒蒸鮟鱇魚肝、白帶魚、保健食品（啤酒酵母、小球藻、蜂王漿等）

【高普林食物】（每百公克 200 ～ 300 毫克）
豬肝、牛肝、鰹魚、沙丁魚、明蝦、磷蝦、竹筴魚乾、秋刀魚乾

出處：《高尿酸血症　痛風の治療ガイドライン第 3 版》（日本痛風　尿酸核酸學會指引改訂委員會編）

　　然而，尿酸並非百害而無一利。正常的尿酸濃度，有去除體內活性氧的抗氧化作用，所以尿酸值太低也不利於健康。尿酸的基準值，男性為 4.0 ～ 7.0 mg/dl，女性是 3.0 ～ 5.5 mg/dl，而低於 2.0 mg/dl，就是低尿酸血症。導致低尿酸血症的原因有許多，其中之一是腎臟過度排泄尿酸。

　　健康檢查發現尿酸過高的人，醫生會給予飲食衛教，指導民眾減少攝取高普林飲食，將高普林食物的攝取量控制在 1 日 400 公克左右。大家都知道啤酒是高普林飲料，卻不知只要是酒精，代謝過程都會產生尿酸，導致血液中尿酸值升高。有高尿酸血症的人，請務必節制飲酒才是。

08

盛行率越來越高的
「腎臟癌」、「膀胱癌」很可怕？

「攝護腺癌」是日本男性罹患率第一名的癌症，相較之下，同樣是泌尿系統有關的「腎臟癌」和「膀胱癌」，給人的印象就顯得薄弱，然而近幾年，這兩種泌尿器官的罹癌率正在節節攀升。

2018 年，日本國民新確診腎臟癌（包含尿路癌）個案大約 3 萬人（其中男性約 2 萬人，女性約 1 萬人），新確診膀胱癌個案大約 2 萬 3 千人（其中男性約 17600 人，女性約 5700 人）。和罹癌總人口數相比，雖然看似不多，但是和第二年新確診人數相對照，立刻會發現它們正在升高的趨勢。

腎臟隱藏在層層的背肌後面，和胃腸一樣都無法從體表觸摸檢查，而且腎臟癌幾乎沒有初期症狀，直到癌腫瘤發展到相當程度，開始出現血尿，患者接受精密檢查才得知罹癌。又或者是在例行的健康檢查時，從超音波或是電腦斷層掃描意外發現腫瘤。

肥胖和高血壓是腎臟癌的危險因子。肥胖本身就是

「腎臟癌・尿路癌」逐年罹患人數一覽表（男女合計、全年齡）

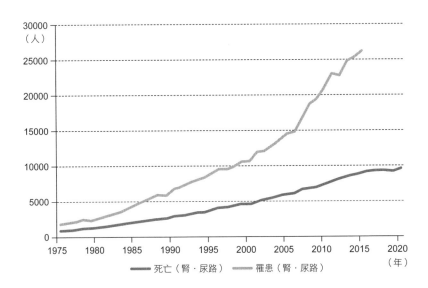

「膀胱癌」逐年罹患人數一覽表（男女合計、全年齡）

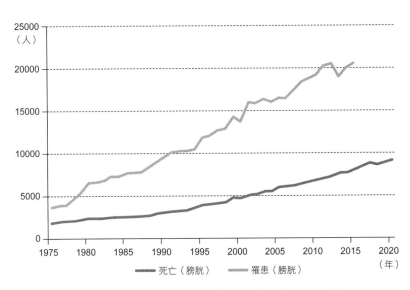

出處：国立がん研究センターがん情報サービス「がん統計」（全国がん登）。

罹患多種癌症的高風險因素，尤其是內臟脂肪多，更容易罹患腎臟癌。高血壓者的罹癌風險高，原因在於血壓高時，自律神經裡的交感神經處於優勢，造成體內活性氧升高，而癌症生成的原因之一，就是體內的氧化壓力過高。肥胖容易引發高血壓，吃太鹹，鹽分攝取過量，也會誘發高血壓。目前已知鈉鹽會增加腎臟的活性氧。

此外，已經有多處研究統計數據指出，居住在高緯度寒冷地區的人更容易罹患腎臟癌。其中原因很多，不排除是住在寒冷地區的人習慣食用高鹽分的醃漬保存食品。

加上高緯度地區的日照時間短，容易缺乏維生素D。維生素D有幫助骨質生成，以及預防罹癌的作用，而維生素D在人體內的合成，必須有陽光照射的輔助方能夠完成。這對於日照短缺的高緯度居民十分不利，罹患腎臟癌的風險也因此升高。

至於膀胱癌的主要風險因子是化學物質，尤其和抽菸大有關係。亞洲國家罹患膀胱癌的比例低於歐美，有人推論是加工肉品攝取量比較低的緣故。

腎臟癌初期不易發現，相較之下，膀胱癌的徵兆在早期已經可見端倪。多數膀胱癌早期會出現血尿症狀，這是因為癌腫瘤容易出血，而膀胱又是尿液的最

終儲存地，即使是些微的出血也會混雜在尿液中，因此一旦發現血尿，應盡快就醫診察。

無論是腎臟癌還是膀胱癌，只要腫瘤仍侷限在器官內部（未擴散或轉移的原位癌），經過治療後，腎臟癌的 5 年存活率（確診後 5 年的生存比例）高達 94%，膀胱癌為 87%。

血尿是多種泌尿器官的疾病徵兆，包括國家認定之疑難病症「多囊性腎病變」（Autosomal Dominant Polycystic Kidney Disease，簡稱多囊腎），也會出現血尿。

多囊腎的腎臟會出現大小不一的水泡，而且囊腫逐漸增多，使腎臟外觀變大，直到壓迫正常組織，腎臟因而失去功能。多囊腎常在 30 ～ 40 歲左右開始出現症狀。

09

守護腎臟不宜吃太鹹，也要避免過度攝取蛋白質

腎臟一旦壞掉，是無法重新恢復到正常功能的，腎絲球的過濾率如果降至正常的 10% 以下，累積在血液中的代謝廢物和有害物質無法透過尿液排出體外，病人就必須接受血液透析治療（洗腎），或是進行腎臟移植。

為了預防腎臟病變，活出健康長壽的美好人生，我們首先要遠離所有傷腎的生活習慣，尤其要避免過度攝取鹽分和蛋白質。

就如同稍早前的叮嚀，過度攝取鹽分和蛋白質有傷腎的風險。日本健康成年人 1 日的食鹽攝取量以男性 7.5 公克以下、女性 6.5 公克以下為理想目標（厚生勞動省《日本人の食事 取基準 2020 年版》）*。

然而，日本國民實際的每日食鹽平均攝取量為男性 11 公克左右、女性 9 公克左右，比目標值多出 3 公克

---

* 譯註：台灣衛生福利部建議，每日鈉總攝取量不宜超過 2400 毫克（即 6 公克鹽）。

（2019 年《国民健康・栄養調查》）。從守護腎臟健康的觀點而言，治療高血壓的每日食鹽攝取量，宜控制在 6 公克以下。

攝取鹽分要節制，攝取蛋白質也必須適可而止

自己一日究竟吃下多少鹽分，可以從尿液中的鈉和肌酸酐（Creatinine）數值推測得知，或者，利用市售的檢測試劑，也可以推定食鹽攝取量。

人體吃進蛋白質以後，在體內消化分解為胺基酸，用不掉的胺基酸就被釋放到血液中堆積起來。腎臟的任務是過濾血液中的代謝廢物，腎絲球體為了處理過多的胺基酸代謝廢物，工作負荷沉重，球體內壁的血壓因此節節上升。

中高年人想增加肌肉量，每天過度攝取蛋白質，猶如是在虐待腎臟，如果又吃下過多鹽分，腎功能或許提前報銷，不得不謹慎呀。

10

運動、體操改善排尿困擾，
必要時使用漏尿護墊

肥胖是誘發頻尿、漏尿等排尿問題，以及促發腎臟癌的高風險因素，為了維護腎臟健康，預防和改善肥胖問題刻不容緩。

筆者推薦大家養成良好的運動習慣，斟酌自己的承受能力，每天撥出 15～30 分鐘左右，進行快步走等有氧運動。每天攝取水分（連同餐食在內）合計 1500～2000 毫升，切勿讓自己流於脫水狀態。

有頻尿、漏尿等排尿相關困擾的人，先嘗試自我鍛鍊骨盆底肌，以及居家的自我調理，這些都是解決問題的基本功。改善或許無法立竿見影，有時需要更多耐心和時間。

有排尿困擾的人，難免擔心出門在外一時找不到廁所，或是管不住膀胱而當眾出醜，導致影響社交意願，變得畏縮、閉門不出。

幸好衛生用品廠商看到了消費者的需求，近年來為男、女性使用者分別推出各式漏尿護墊用品。對於習

慣在生理期間使用衛生棉墊的女性來說，使用漏尿護墊似乎比較沒有適應上的困難，但是男性對這類用品多少心存抗拒。

儘管如此，現實狀況是，因為「滲尿尾」而使用漏尿護墊的男性越來越多，因此在男廁設置垃圾桶，也成為公共設備上的一大**趨勢**。

而如果尿失禁的尿量大，可穿著成人紙尿褲。以前的成人紙尿褲形同大尺寸的免洗尿布，貼身穿著既不舒適也不美觀，如今的設計越來越貼合身形，而且材質輕薄，更像是拋棄式內褲，使用者的接受度也更高。

國家圖書館出版品預行編目資料

頻尿、攝護腺、尿失禁、骨盆底功能障礙完全控制
的最新療法／高橋悟監修；胡慧文譯 -- 初版 . --
臺北市：幸福綠光，2024.12
　面；　公分
譯自：尿もれ、頻尿、前立腺の本 名医が教える尿
　の悩みを根本から治す方法
　ISBN 978-626-7254-61-5（平裝）
　1. 泌尿系統　2. 泌尿生殖系統疾病　3. 前列腺
415.8　　　　　　　　　　　　　　　113017091

頻尿、攝護腺、尿失禁、骨盆底功能障礙完全控制的最新療法

日文監修：高橋悟
翻　　譯：胡慧文
封面設計：盧穎作
特約編輯：謝杏仁
社　　長：洪美華
總 編 輯：莊佩璇
主　　編：何　喬
出　　版：幸福綠光股份有限公司
地　　址：台北市杭州南路一段 63 號 9 樓
電　　話：(02)23925338
傳　　真：(02)23925380
網　　址：www.thirdnature.com.tw
E - m a i l：reader@thirdnature.com.tw

排版／印製：中原造像股份有限公司
初　　版：2024 年 12 月

郵撥帳號：50130123 幸福綠光股份有限公司
定　　價：新台幣 380 元（平裝）

本書如有缺頁、破損、倒裝，請寄回更換。
ISBN 978-626-7254-61-5

總經銷：聯合發行股份有限公司
　　　　新北市新店區寶橋路 235 巷 6 弄 6 號 2 樓
　　　　電話：(02) 29178022 傳真：(02) 29156275